全国普通高等医学院校护理学类专业“十三五”规划教材配套教材
（供护理学类专业用）

健康评估实训指导

主　　编　王秀华　丁　萍
副 主 编　李雪莉　战同霞　单伟超　刘　宇
编　　者（以姓氏笔画为序）
丁　萍（安徽医科大学第一附属医院）
王秀华（中南大学湘雅护理学院）
吕复莉（安徽医科大学第一附属医院）
任海蓉（湖北中医药大学）
刘　宇（北京中医药大学）
李雪莉（三峡大学第一临床医学院）
何彩云（湖南师范大学医学院）
汪　苗（皖南医学院）
单伟超（承德医学院附属医院）
赵丽群（中南大学湘雅医院）
战同霞（潍坊医学院）
夏继凤（宁夏医科大学）
曹兰玉（海南医学院）

中国健康传媒集团
中国医药科技出版社

内容提要

本教材是全国普通高等医学院校护理学类专业“十三五”规划教材《健康评估》的配套实训教材，主要包括问诊，全身一般状况及头颈部检查评估，胸部、肺部、心脏、血管、腹部、脊柱、四肢及神经系统检查评估，阳性体征以及心电图检查等内容。本教材作为主干教材《健康评估》的辅助资料，以培养学生具有整体护理评估理念、良好的评估技能为指导思想，注重培养学生掌握对服务对象生理、心理、家庭及社会文化的健康评估方法，具备运用科学的临床思维评估服务对象的健康问题的技能，提高分析问题、处理问题的能力。

本教材可供高等医学院校护理学类专业学生使用，也可作为从事护理相关工作人员的参考资料。

图书在版编目（CIP）数据

健康评估实训指导/王秀华，丁萍主编.—北京：中国医药科技出版社，2017.10

全国普通高等医学院校护理学类专业“十三五”规划教材配套教材

ISBN 978-7-5067-9124-3

Ⅰ.①健… Ⅱ.①王… ②丁… Ⅲ.①健康-评估-医学院校-教材 Ⅳ.①R471

中国版本图书馆 CIP 数据核字（2017）第 042325 号

美术编辑 陈君杞

版式设计 张 璐

出版 **中国健康传媒集团**｜中国医药科技出版社

地址 北京市海淀区文慧园北路甲 22 号

邮编 100082

电话 发行：010-62227427 邮购：010-62236938

网址 www.cmstp.com

规格 787×1092mm $^{1}/_{16}$

印张 4 $^{1}/_{4}$

字数 83 千字

版次 2017 年 10 月第 1 版

印次 2021 年 12 月第 2 次印刷

印刷 三河市万龙印装有限公司

经销 全国各地新华书店

书号 ISBN 978-7-5067-9124-3

定价 28.00 元

获取新书信息、投稿、为图书纠错，请扫码联系我们。

目录

CONTENTS

《健康评估实训指导》大纲

一、性质及定位

《健康评估实训指导》是“全国普通高等医学院校护理学类专业‘十三五’规划教材”《健康评估》的配套辅导教材，旨在强化学生的临床护理基本理论、基本知识和基本技能，结合院校实际教学条件，着重强调临床实践技能的培养和训练，重点培养学生的沟通交流、实践操作、临床思维能力。

二、实训目标

1. 能熟练运用病史采集方法进行独立的系统问诊。

2. 熟练掌握视触叩听嗅的检查方法。

3. 能熟练进行全身一般状态检查，并根据检查内容及相应的判断标准进行评估分析。

4. 熟练运用视触叩听的检查方法对病人进行头、颈、胸、腹、脊柱、四肢及神经系统的体格检查。

5. 掌握正常体征的表现，熟悉身体各部位异常阳性体征的临床表现及判断标准、临床意义。

6. 掌握病人主诉、症状或体征的内在联系及临床意义，能够进行系统、全面而有重点的体格检查。

7. 掌握心电图机的正确操作，熟悉正常心电图及常见异常心电图的表现特征，了解心电图报告的书写。

8. 能将问诊和体检资料进行系统整理，并根据病史和临床检查结果进行全面综合分析，作出初步诊断，写出格式正确、文字通顺、字迹清楚、符合实际的护理病历。

三、实训要求

1. 症状特征见习主要在临床医院进行，教师结合病人体征示教、讲解。

2. 体格检查由教师示教后，学生在实验室内相互进行练习，并要求课后练习。

3. 体征见习应在实验室操作练习之后进行，避免将病人作为练习的操作对象；可部分利用实验室教学模型、教学光碟，以补充临床未能发现的阳性体征。

4. 心电图实习应安排进行一次对心电图机的操作，重点是对心电图图形识别，且要求完成一份心电图报告。

5. 《健康评估》教学组全体教师参与实训带教。

四、实训内容

《健康评估实训指导》内容包括：收集临床资料的步骤和方法、全身系统体格检查、心电图机的使用及心电图分析等，涵盖学生必须掌握的基本实践技能和综合分析、判断能力。

实训一　问诊（病史采集）

实训二　全身一般状况及头颈部检查评估

实训三　胸部及肺部检查评估

实训四　心脏、血管检查评估

实训五　腹部检查评估

实训六　脊柱、四肢及神经系统检查评估

实训七　阳性体征一

实训八　阳性体征二

实训九　心电图检查

实训十　护理诊断思维与病历书写

五、实训学时分配

序号	内容		学时	备注
1	问诊	问诊（病史采集）	4	
2	体格检查评估	全身一般状况及头颈部	4	
3		胸部及肺部	4	
4		心脏、血管	4	
5		腹部	4	
6		脊柱、四肢、神经反射	4	
7	阳性体征	全身、头颈部、胸肺部	4	
8		心脏、腹部、神经系统	4	
9	心电图	心电图检查	4	
10	诊断思维与病历记录	护理诊断思维与病历书写	4	
合计			40	

实训一　问诊（病史采集）

一、实训目标

1. 通过进行问诊（病史采集）实训，能够较熟练掌握和运用问诊的方法与技巧，完成对患者病史资料的采集。

2. 能够全面、规范、准确地完成健康评估问诊记录表中内容的填写。

二、实训安排及时间分配

1. 教师讲解　50 分钟。

2. 病房进行问诊实训　130 分钟。

（1）根据学生人数提示安排病室及患者数。

（2）教师将学生带入病房后，选择一名患者进行问诊示教，示教时学生人数不超过 20 人。

（3）学生分组问诊。

将学生分成若干小组，每组以 4～6 个同学为宜，每组分配一名被检查者（患者），以小组为单位开展对指定患者的健康评估。通过对患者的问诊进行其健康信息资料的采集。首次问诊结束，即在病房进行即时的讨论，以查找问诊过程中可能遗漏的健康信息资料，随即根据情况进行必要的补充问诊，确保通过问诊采集的患者健康信息资料全面完整。在整个问诊过程中，教师可根据情况给予适当的引导和重点、难点指导。

3. 问诊实训步骤　妥善运用问诊的方法与技巧。

（1）做好问诊的各项准备　问诊的环境应安静、舒适和具有私密性；问诊的时间选择在患者入院安排就绪后，排除患者紧张不安的情绪，尽量营造一种宽松和谐的气氛，以利于患者能够平静地陈述其健康状况和相关问题。

（2）进入问诊　问诊前首先向患者作自我介绍，根据患者的年龄、性别、身份等个性特征使用恰当礼貌的称呼，向患者解释说明问诊的目的是采集有关患者的健康信息以便为下一步的护理诊断治疗提供全面详细的资料，并向患者承诺对采集的病史资料保密。问诊一般从主诉开始，选择一般性易于回答的开放性问题提问，如“感到哪里不舒服?”“多长时间了”等，在对患者的问诊过程中应始终保持对患者高度关切的态度，认真、耐心地听取陈述，并适时以点头、微笑、必要的手势等应答方式表达对患者陈述内容的理解、鼓励、认可和同情，促使问诊能够顺利进行下去。

（3）深入问诊　针对患者的陈述，通过适当引导使其集中到病史的线索上。采用适当提问的方式追溯疾病开始时间、发展顺序，为证实或确认患者叙述病史的重要内容和细节，可直接提问，如“疼痛多长时间了?”。或更为直接的选择性提问，如“以前有过相类似的疼痛吗?”让患者明确回答“是、有”或“不是、没有”。对患者不能很好表述的问题，可通过提供多项备选答案，让患者从中选择。避免诱导性或暗示性提问，如“粪便发黑吗?”，以免患者对特定答案的问题随声附和，导致信息错误，恰当的提问应是“粪便是什么颜色?”。

（4）结束问诊　准备结束问诊时，可选择性地就问诊所得信息进行必要的内容复述和确认，以纠正在交谈、沟通过程中因理解或口误所出现的偏差甚至错误。对患者提出的问题进行恰当的解释，有礼貌地结束问诊并致谢。

（5）带教教师与学生一起讨论、总结。

三、问诊的内容

（一）一般资料（general data）

姓名、性别、年龄、职业、婚姻史、民族、籍贯、文化程度、宗教信仰、住址、联系电话、入院日期、入院方式、医疗费用支付形式。如资料来源不是患者本人，应注明他（她）与患者的关系。记录年龄时以实足年龄为准。

（二）主诉（chief complain）

患者感觉最主要、最明显的症状、体征及其性质和持续时间，注明主诉自发生到就诊的时间，如“发热、咳嗽3天”。

（三）现病史（history of present illness）

患者自患病以来健康问题发生、发展、演变和诊治的全过程，为病史的主体部分。可按以下内容和程序询问。

1. 发病情况与发病时间（公历）　包括起病缓急、可能的原因及自起病到就诊或入院的时间。

2. 主要症状、体征（系统描述）　重点为主要症状出现的部位、性质、持续时间、发作频率、程度、使其加重或缓解的因素。

3. 病情的发展演变过程　有无症状变化（起病时情况、持续发作抑或间歇发作、进行性加剧还是逐渐好转）、有无新的症状出现。

4. 伴随症状　与主要症状同时或随后出现的其他症状。

5. 诊断、治疗和护理经过　包括曾接受过的诊断、治疗措施及结果，如检查地点、时间、方法、结果，治疗时间，所用药物（名称、剂量、时间、疗效）、不良反应，已采取的护理措施及其效果。对患者所述病名及药名应加双引号以示区别。

（四）既往健康史（past health history）

患者自出生至此次发病为止的健康状况。

1. 既往病史　包括既往患病史、住院史、手术史、外伤史等。注意了解所患疾病时间、诊断、治疗与护理经过及转归情况。有手术及外伤史者询问手术及外伤的时间、原因、名称、诊疗及转归情况。

2. 传染病史 麻疹、水痘、百日咳、猩红热、疟疾、肺结核等；按发病年月顺序描述各种疾病症状、治疗经过、时限、有无后遗症等。此外，注意询问居住地或生活地区主要传染病史和地方病史。

3. 预防接种史 预防接种类型（尽可能注明名称）及预防接种时间。

4. 过敏史 记录有无食物、药物或环境因素中已知物质的过敏史。如有过敏，应询问过敏时间、过敏原和过敏反应的情况。

（五）家族健康史

主要了解患者直系亲属及其配偶的健康状况及患病状况，特别是具有遗传倾向的疾病，如血友病、糖尿病、高血压、肿瘤、精神病等，如已死亡，应问明死因及年龄。

（六）人体功能性健康型态评估

1. 健康观念与健康管理 患者对自身健康状况的评价及采取的健康维护和促进的措施；有无烟、酒嗜好，每日摄入量，有无药物成瘾或药物依赖、剂量及持续时间；对患有某种慢性病者应进一步询问其对自己所患疾病是否了解、有无需咨询的问题等。

2. 营养与代谢 日常食欲情况及食物和水分摄入的种类、性质、量，有无饮食限制；有无咀嚼或吞咽困难及其原因；近期体重变化及其原因；有无皮肤黏膜、头发和牙齿的异常改变。

3. 排泄 每日排便与排尿的次数、量、颜色、性状，有无异常改变及其诱发或影响因素，是否应用药物。

4. 活动与运动 进食及饮水、沐浴、穿衣及洗漱、如厕、床上活动、转位、走动、上下楼梯、购物、烹饪、理家等生活自理能力及其功能水平，有否借助手杖、拐杖、轮椅、义肢等辅助用具，活动与运动的形式以及活动耐力。

5. 睡眠与休息 日常睡眠与休息情况，有无睡眠异常及其原因或影响因素，是否借助药物或其他方式辅助入睡。

6. 认知与感知 有无听觉、视觉、味觉、嗅觉、记忆力、注意力、语言能力和定向力的改变，视、听觉是否借助辅助用具；有无疼痛及其部位、性质、程度、持续时间；学习方式及学习中有何困难等。

7. 自我概念 如何看待自己，自我感觉良好抑或不良；有无焦虑、抑郁、恐惧及其原因。

8. 角色与关系 职业、社会交往情况；角色适应及有无角色适应不良；独居抑或与家人同住；家庭结构与功能，家庭对病人患病或住院持何看法；是否参加社会团体；与朋友关系是否密切，是否经常感到孤独；工作是否顺利；经济收入能否满足个人生活所需等。

9. 性与生殖 性别认同和性别角色；女性月经史、生育史等。

10. 压力与应对 是否有恐惧、紧张、焦虑等情绪反应，用什么方法解决（药物、酗酒或其他）；近期生活中有无重大改变或危机，能否成功应对，从何处可获得帮助等。

11. 价值与信念 有无宗教信仰等。

人体功能性健康型态评估的具体问诊方法请参考“附Ⅲ功能性健康评估问诊指南”。

附Ⅰ 系统疾病查询

呼吸系统：有无咳嗽（发作的时间、性质与气候的关系）、咳痰（色、量、性状、气味）、咯血（色、量）、胸痛（时间、部位、性质、程度与呼吸和咳嗽的关系）、喉痛、盗汗、呼吸困难（时间、性质、程度）、食欲不振、体重减轻等。

循环系统：有无心悸、心前区疼痛（部位、性质、时限、放射、频度、诱因、缓解方法）、气促、咳嗽、咳痰、咯血、水肿、头昏、头痛、昏厥、少尿、肝区疼痛、腹胀等。

消化系统：饮食习惯，有无食欲改变、嗳气、吐酸、腹痛（部位、性质、程度、时间、放射、缓解方法、诱因）、腹泻（次数、大便性状、气味）、恶心、呕吐（频度、时间、量、性状与饮食习惯）、腹胀、吞咽困难、呕血、便血（色、量）、黄疸、体重下降、食物或药物中毒史、腹内肿块等。

造血系统：有无疲乏无力、头晕、眼花、耳鸣、面色苍白、心悸、气促、皮肤黏膜出血、鼻衄、吐血、便血、黄疸、淋巴结及肝脾肿大、发热、骨骼疼痛史。

泌尿生殖系统：有无皮肤苍白、水肿、食欲减退、头痛、眩晕、视力障碍、腰痛及腹痛，排尿困难、尿频、尿急、尿痛、尿量及尿色改变（白色尿、浑浊尿、洗肉水样或酱油色尿），夜尿、性功能紊乱、计划生育情况等。

代谢内分泌系统：有无畏寒、怕热、多汗、头痛、乏力、视力障碍、心悸、食欲异常、烦渴、多尿、水肿、肌肉震颤及痉挛，以及性格、智力、发育、体重、皮肤、毛发、性欲改变及骨骼等方面的改变。

神经系统：有无头痛（部位、性质、时间、程度）、失眠、嗜睡、意识障碍、昏厥、视力障碍、感觉异常、神经痛、麻痹、抽搐及其他精神异常的现象。

关节及运动系统：有无关节疼痛、红肿、畸形、局部肌肉萎缩、活动受限、外伤骨折、脱臼、肌肉疼痛等。

附Ⅱ 病史采集示例（供初学者参考）

（一）简要病史的询问

1. ××先生（或同志、女士、老师、小朋友等称谓）：请问您这次为什么来住院？

2. 您感到哪里最不舒服？还有哪些不适？患这种病有多久了？

3. 您认为这次生病是什么原因引起的？

4. 您病情是逐渐好转，还是越来越严重？哪些因素使您的病情好转或恶化？

5. 您到这里看病前看过医生吗？做了哪些检查？检查结果您了解吗？

6. 您以前用过些什么药物？用药以后效果好吗？对药物有过敏吗？

7. 您以往的身体情况好吗？患过什么疾病没有？是否出现过慢性咳嗽、心慌气急、头痛、小便出血、上腹痛、腹胀、腹泻等？

（二）生活状况及自理程度的询问

1. 您每日三餐情况和饮食的习惯，除三餐主食外，另外还吃些什么吗？

2. 每日进液体情况，喜欢喝哪种饮料，如茶、白开水、咖啡？

3. 近来食欲如何？最近体重是减轻还是增加（具体数量）？

4. 您喜欢吃哪些食物？忌讳什么食物？吃哪样食物会使您感到不舒服？

5. 咀嚼和吞咽有什么困难吗？

6. 您休息后体力是否容易恢复？

7. 您的睡眠好吗？是否入睡困难、易醒、早醒、多梦、作噩梦、失眠？睡眠困难时是否要用药，用什么药呢？还是要用其他方式才能入睡呢？

8. 您大便习惯如何？排便有无规律、次数、性状、排便时有无不适？是否要用泻药？

9. 排尿规律如何？每日小便情况、次数、颜色、性质、量？有无尿失禁、尿潴留及其他异常情况？

10. 平时是否有吸烟或饮酒的嗜好？每日吸烟、饮酒的量是多少？有经常服用的药物吗？有药瘾或吸毒的情况吗？平时参与什么危险的活动吗？

11. 对于病情您能遵循医生的指导做吗？对健康有人给您指导吗？有否通过其他途径获得保健知识？

12. 平时喜欢什么娱乐活动，下棋、打牌、听音乐还是看小说？

13. 你每天是否进行锻炼？参加何种锻炼？锻炼多长时间？

14. 您的视觉和听力有障碍吗？

15. 列出下列活动能力，是否能自理或需要何种帮助？运动型态？

翻身　起坐　站立　行走　进食　穿衣　如厕　沐浴　修饰　购物　洗衣　做饭　扫地

16. 女性患者要了解月经、生育史。

（三）心理、社会方面情况的了解

1. 家庭住址、家里有哪些成员？如何联系？到陌生的医院环境有什么想法？

2. 结婚、生育了吗？生病期间由谁照料孩子？

3. 住院前从事什么职业？工作和学习是否顺利？经济收入如何？对治病付费有何困难？

4. 住院时有哪些家人能来照顾？平时遇到较大的困难的时间，可以从何处寻求支持和帮助？

5. 家里人对您生病和住院有什么看法？有无思想负担？

6. 是少数民族吗？有宗教信仰吗？

7. 日常遇到问题和困难的时候会有怎样的情绪反应，易发怒、恐惧或焦虑吗？用什么样的方式去控制或调节呢？

8. 如遇家庭或亲戚朋友、邻里发生与您直接有关的事件时，您怎样处理呢？

9. 有家属和朋友陪伴在您身边，您是否感觉好一些？

10. 您是否经常感到有很大的压力或容易处于紧张状态？需要借助药物对抗焦虑或镇

静吗？

附Ⅲ　功能性健康评估问诊指南

功能性健康型态	问诊提纲
1. 健康感知与健康管理	
(1) 健康感知	—对你来说，什么是健康
	—总体上你认为你的健康状况如何
	—近一年来你的健康状况如何
	—与同龄人相比你的健康状况如何
(2) 健康感知与健康管理的影响因素	
1) 健康价值观	
	—健康是否重要？程度如何
	—健康状况由谁决定
	—谁应当承担你所需要的健康照顾
	—如果有人认为人们应对自己的健康负全部责任，你如何看待
	—如果有人认为健康与否是天命，你如何看待
2) 健康咨询资源	—遇到健康问题时，你会找谁
	—遇到健康问题时，你会怎么做
	—第一次生病，又不知该如何处理时，你会向谁咨询
(3) 影响健康的危险因素	—家中有无高血压、心脏病、糖尿病及癌症等家族史
1) 遗传因素	—是否吸烟、饮酒？如果是，每天的量是多少
2) 生活方式	—是否酗酒或吸毒
	—每日的活动量有多少？是否进行常规锻炼？方式、强度、频率和每次持续的时间是多少
	—饮食情况怎样
	—家庭经济状况怎样？收入和支出能否平衡
	—家庭和工作环境中有无影响健康的危险因素
3) 环境	—采取哪些措施来维持健康
(4) 健康维护行为	—在维持健康方面，目前有哪些目标？准备做哪些改变
1) 为维护健康所采取的措施	—成年女性：能否进行乳房自检？频度如何
	—高血压患者：能自测血压吗？频度如何
2) 进行自我检查的意识及能力水平	—糖尿病患者：能自测尿糖、血糖吗？频度如何
	—通常你每隔多长时间参加一次健康检查
3) 进行常规健康检查和预防接种情况	—最后一次健康检查是什么时候
	—是否按计划接受免疫接种
4) 遵从医疗护理计划或健康指导情况	—哪些因素有利于你遵从健康指导
	—哪些因素妨碍你遵从健康指导
	—能否解读健康指导手册
	—视力如何？听力如何
2. 营养与代谢	
(1) 营养	
1) 近6个月内体重有无增减、程度及其原因	—近期有无体重增加或减少？增加或减少多少
	—引起体重变化的原因是什么
	—是否采取减轻体重的措施

续表

功能性健康型态	问诊提纲
2）食欲	—食欲怎么样
3）膳食种类与饮食习惯	—知道自己的膳食类型吗 —有无特殊的饮食需求或限制 —平均每日进餐和饮水的种类与量 —每日进餐的时间和地点 —喜爱和不喜爱的食物有哪些 —每日几餐 — 3 餐间进食点心吗 —有否食物过敏？对什么食物过敏
4）备餐与进食的能力	—备餐时有什么困难吗 —进餐有什么困难吗 —进餐时咀嚼、吞咽有困难吗
5）饮食知识	—是否熟悉平衡膳食对食物类型和量的要求 —能列举一些高热量，或富含蛋白质、脂肪，或营养价值低的食物吗
6）与摄食有关的社会经济状况	—经济上有无能力购买牛奶、新鲜水果和蔬菜
7）有无罹患与物质摄取、消化、吸收、代谢和利用有关的疾病	—经常独自在家进餐？或与人共餐？或外出就餐 —是否患有导致营养失调的疾病，如恶性肿瘤、糖尿病、甲状腺功能亢进症、进食障碍、神经性厌食或贪食、酒精成瘾、肝硬化、腹泻、抑郁症、肠道寄生虫病、胃肠手术等
8）有无使用影响营养物质摄取、消化和吸收的药物，药物名称、用药时间、剂量及不良反应	—是否服用抗肿瘤、洋地黄、甲硝唑等可引起恶心、呕吐、腹痛或腹泻的药物 —是否服用 H_2 受体拮抗剂等可影响维生素 B_{12} 吸收的药物
9）日常体力活动情况	—举例说明日常活动情况、类型、时间
（2）体液	
1）每日出入液体量情况	—每日饮水量？食物含水量？尿量和出汗情况
2）有无与体液失衡发生有关的疾病病史	—有无因昏迷、吞咽困难等所致水摄入不足 —有无因多尿、糖尿病酮症酸中毒、高热大量出汗、过度换气、气管切开、严重呕吐或腹泻、大面积烧伤等致水丢失过多 —有无水、钠摄入过多，蛋白质摄入过少，以及心、肝、肾脏疾病
3）有无与体液失衡发生有关的用药史	
（3）体温：询问有无导致体温失调的危险因素	—有无感染性疾病、脱水、皮肤功能障碍、颅脑疾病或外伤、内分泌或代谢性疾病、严重营养不良、暴露于过热或过冷的环境、年龄过大或过小等情况
3. 排泄	
（1）排便型态	—每天排便几次？通常何时排便
1）日常排便型态	—近来排便次数、粪便量、颜色和性状有无变化？若有，改变程度如何
2）排便型态改变的类型及其严重程度	—有无腹痛或腹胀？程度如何
3）排便异常的危险因素	—有无肠道疾病、甲状腺功能亢进症、脊柱损伤、脑血管意外、脑损伤及腹部手术史 —每天进食哪些食物，各类食物的量有多少 —每天的活动量如何 —最近工作是否特别繁忙？作息时间有无改变 —最近有无精神紧张 —是否因躯体活动不便而不能及时如厕 —目前在服用哪些药物

续表

功能性健康型态	问诊提纲
4）自护行为	
—便秘者	—每天饮水量有多少 —每天进食多少蔬菜、水果和全谷类食物 —是否进行规律锻炼和腹部按摩 —是否使用泻药？一般在什么情况下使用？使用频率和剂量如何
—腹泻者	—是否选择了一些易消化且刺激性小的饮食 —是否使用止泻药物？是否在医生指导下使用
（2）排尿型态	
1）日常排尿型态	—白天排尿几次 —夜间排尿几次 —每次尿量多少？尿色如何
2）排尿型态改变的类型及其严重程度	—有无排尿次数明显增多？若有，其程度如何 —有无尿急和尿痛？若有，其程度如何 —有无排尿困难？若有，其程度如何 —是否存在尿液无法控制而不自主地流出？若有，其程度如何？并继续下面的问题： —尿失禁在什么情况下发生 —发生前有无强烈的尿意 —排尿的间隔是否规律，两次排尿期间能否保持干燥 —尿液是否持续滴漏
3）排尿异常的危险因素	—有无尿路感染、尿路结石、膀胱或尿道肿瘤、尿道外伤、前列腺肥大、中枢神经系统疾病、糖尿病等疾病史 —每天摄入多少液体？是否有饮酒和饮用咖啡的习惯 —有无精神紧张 —是否每天清洗会阴部？有无便后清洗会阴部的习惯 —是否因躯体活动不便而不能及时如厕 —最近服用了哪些药物
4）自护行为	
—尿路感染者	—每天的饮水量是否达到2000ml —是否增加了果汁、维生素C的摄入量 —是否保持会阴部清洁
—尿失禁者	—每天摄入多少液体？是否规定了饮水时间、量和如厕时间 压力性尿失禁者： —是否掌握了盆底肌锻炼的方法 —是否经常进行盆底肌锻炼 反射性尿失禁者： —是否了解轻叩耻骨上区、摩擦大腿内侧、牵拉阴毛、按摩骶骨部包括肛门等激发排尿的技术 —是否能正确地实施上述这些激发排尿技术 急迫性尿失禁者： —是否了解膀胱训练 —有无实施膀胱训练 功能性尿失禁者： —是否已采用一定措施减少尿失禁的发生 完全性尿失禁者： —是否已采用有效的吸收性或收集性尿失禁用具
—尿潴留	—是否能正确采用Crede手压法以促进排尿

续表

功能性健康型态	问诊提纲
4. 活动与运动	
（1）活动与运动形式	—请描述一般情况下一天的活动情况 —每天的休闲活动有哪些 —是否每天进行常规锻炼？如果是，运动的类型、频度、持续时间及其强度如何？如果不是，是什么原因
（2）日常生活活动能力	—能独立完成进食/饮水、沐浴、穿衣/洗漱、如厕、床上活动、转位、走动、上下楼梯、购物、烹饪、理家吗 —是否需要借助辅助用具
（3）活动耐力	—活动与运动后觉得气急吗 —活动与运动后你否觉得疲乏无力
（4）影响活动耐力的因素	—是否患有心血管疾病、呼吸系统疾病或骨、关节和肌肉、神经系统疾病 —是否服用β受体阻滞剂、降压药、地高辛等药物
5. 睡眠与休息	
（1）日常睡眠型态	—每天睡眠总时数大约多少 —从上床到入睡大约需要多少时间 —早上几点醒来 —夜间醒来几次？是什么原因导致你醒来 —是否有午睡的习惯？一般午睡多少时间
（2）有无失眠及其特点	
1）初筛有无失眠	—睡眠是否充足 —有无夜间入睡困难，多醒或早醒 —白天是否感到疲乏、嗜睡、精神不振、记忆力下降或注意力不集中
2）询问失眠的病程	—失眠持续多长时间了
3）询问是否存在与失眠相关的情景性因素	—有无精神紧张 —是否从事日夜倒班工作或长期夜间工作 —对目前的睡眠环境是否熟悉 —睡眠时环境中有无噪音？是否太热或太冷？床褥是否舒适 —晚上是否很难入睡
4）询问失眠发生的时间段，以判断失眠类型	—入睡后是否经常觉醒或惊醒 —是否醒得很早？早醒后是否无法再入睡 —白天保持觉醒状态有无困难，是否经常困乏思睡
（3）有无白日过度嗜睡及其原因	—白天在无强刺激作用下，是否很容易入睡 —夜间睡眠时有无打鼾？有无睡眠呼吸暂停？晨起有无头痛 —有无睡前运动、阅读、听音乐、洗脸、刷牙、沐浴等习惯 —近来这些睡前习惯是否被打乱
（4）睡前习惯	—是否有饮用咖啡、可乐和烈酒的习惯？一般何时饮用 —是否吸烟？一天大约几支
（5）咖啡因或烈酒摄入史、吸烟史和服药史	—最近服用了哪些药物 —有无呼吸困难、尿频、肢体麻木或严重的皮肤瘙痒 —心境如何？是否有抑郁和焦虑
（6）疾病史	—是否患有甲状腺功能亢进症等影响睡眠的疾患

续表

功能性健康型态	问诊提纲
6. 认知与感知	
(1) 感知功能	
1) 视觉	—近来视力有无变化及其对生活有何影响
2) 听觉	—有无听力异常 —程度如何 —对生活有何影响 —是否使用助力用具
3) 味觉	—近来有无味觉变化
4) 嗅觉	—近来有无嗅味觉变化
5) 痛觉	—有无疼痛？部位？性质？程度？持续时间？加重或缓解的因素
(2) 认知功能	
1) 思维能力	
—记忆力	—短时记忆：让被评估者重复一句话或一组由 5 ~ 7 个数字组成的数字串 —长时记忆：让被评估者说出其家人的名字，当天进食哪些食品或叙述其孩童时代的事件
—推理力	—根据被评估者年龄特征提出问题，如对 6 ~ 7 岁的儿童可问他，“一切木头做的东西丢在水中都会浮起来，现在这个东西丢在水里浮不起来，这个东西是什么做的”？如果儿童能回答：“不是木头做的”，表明他的演绎推理能力已初步具备；如果儿童回答：“是铁或石头”，表明他的思维尚不具备演绎推理能力
—洞察力	—让被评估者描述所处的情形，再与实际情形作比较看有无差异，如让被评估者描述其对病房环境的观察。对更深一层洞察力的评估则可让被评估者解释格言、谚语或比喻，如请个体解释他如何理解“每朵云彩都用金边勾勒”这句谚语的含义，洞察力较弱的人会按字面解释“每朵云彩周围都有一条金边”，而洞察力较强的人会将此与生活体验联系起来解释，即“任何貌似普通的事物都存在不同凡响的方面”
2) 语言能力	
—提问法	—提出由简单到复杂、由具体到抽象的问题，观察被评估者能否理解及回答是否正确
—复述法	—说一句简单词句，让被评估者重复说出
—自发性语言法	—让被评估者陈述病史，观察其陈述是否流利，用字是否恰当，或能否完全陈述
—命名法	—评估者取出一些常用物品，要求被评估者说出其名称。如不能，则让被评估者说出其用途
—阅读法	—让被评估者诵读单个或数个词、短句或一段文字，或默读一段短文或一个简单的故事，然后说出大意
—书写法	—包括自发性书写、默写和抄写。自发性书写是要求被评估者随意写出一些简单的字、数码、自己的姓名、物品名称或短句；默写是让被评估者写出评估者口述的字句；抄写是让被评估者抄写一段字句
3) 定向力	
—时间定向	—现在是几点钟？今天是星期几？今年是哪一年
—地点定向	—现在住在什么地方
—空间定向	—让被评估者找到一个参照物，描述环境中某物品的位置，如床旁桌放在床的左边还是右边？呼叫器在哪儿
—人物定向	—叫什么名字？知道我是准

续表

功能性健康型态	问诊提纲
4）意识状态	—可通过被评估者是否清醒、对问题和指令是否理解并作出正确的反应，以及对周围环境刺激的反应等方面综合观察和判断其意识状态
7. 自我概念	
（1）身体意象	—对你来说，身体哪一部分最重要？为什么 —最关注的健康问题是什么 —最喜欢自己身体的哪部分 —最不喜欢自己身体的哪部分 —外表方面，你最希望自己什么地方有所改变？他人又希望你什么地方有所改变 —对于身体意象有改变者，进一步询问：这些身体意象改变对你的影响有哪些？你认为这些改变使他人对你的看法有何改变
（2）社会认同	—从事什么职业 —是政治或学术团体成员吗 —家庭、工作情况如何 —最引以为豪的个人成就有哪些
（3）自我认同与自尊	—你觉得你是怎样的一个人？如何描述你自己 —与社会上绝大多数人相比，你处理工作和日常生活问题的能力如何 —对自己的个性特征、心理素质和社会能力满意吗？不满意的是哪些方面 —朋友、同事、领导如何评价你 —总体来说，对自己满意吗 —是否常有“我不错”的感觉
（4）自我概念的现存与潜在威胁	—目前有哪些事情让你感到最忧虑或痛苦 —目前有哪些事情让你感到焦虑、恐惧、绝望
8. 角色与关系	
（1）个体的角色	
1）角色的数量	—从事什么职业？担任什么职务 —目前在家庭和社会生活中担任什么角色？有哪些任务
2）角色感知	—对自己所承担角色的权利和义务清楚吗 —自己所承担的角色数量和责任是否合适
3）角色满意情况	—对自己的角色行为是否满意？与自己的角色期望是否相符 —是否感到压力很大、角色不能胜任
4）角色紧张	—有无疲乏、头疼、心悸、焦虑、抑郁等反应
（2）家庭角色与家庭关系	—家庭成员有几个？人口组成如何
1）家庭的组成与结构	—家庭中各成员所承担的角色是什么
2）家庭的角色结构	—家庭各成员的角色行为是否符合家庭的角色期望？是否有成员存在角色适应不良 —家庭是否和睦或快乐
3）家庭的沟通过程	—家庭成员有想法或要求是否直截了当地提出来？听者是否认真 —家庭中大事小事通常由谁做主
4）家庭的权力结构	—家中有麻烦时，通常由谁提出意见和解决办法 —对自己的社交范围、社交深度和人际关系满意吗
（3）社会关系	—对家庭的社交范围、社交深度和人际关系满意吗

续表

功能性健康型态	问诊提纲
（4）沟通	—能否清楚地表达自己的想法
1）沟通技巧	—能否理解阅读材料的内容
	—听力、视力和语言能力有无障碍
	—平时是否带眼镜或使用助听器，效果如何
2）沟通辅助器具	
9. 性与生殖	
（1）性别认同与性别角色	—如何看待性与你自己的性别角色
	—目前你承担哪些与性别相关的角色？妻子、母亲、丈夫、父亲
（2）性与生殖的知识	—你的健康状况是否限制你性别角色的表现
	—在性和生殖方面有什么疑问吗
（3）性行为及其满意度	—是否知道在性和生殖方面应该注意什么
	—是否有性生活？是否满意？不满意的原因是什么？想如何改变
	—你是否有多个性伴侣？有无不洁性行为
（4）性虐待	—在儿童时期或成年后是否曾遭受过性虐待
（5）家族史	—你的母亲在怀孕期间有无服用己烯雌酚预防流产
	—有无乳房癌或卵巢癌的家族史
（6）生育史与生育能力	
1）女性	—曾否生儿育女？胎次？其中活胎、流产或早产次数？有无怀孕或分娩并发症
	—有无家庭生育计划
	—如何获得有关生育和计划生育等方面的知识？咨询的对象是谁
	—初潮年龄？月经周期？每次月经持续时间和月经量？有无不适？如何处理
	—绝经妇女：何时停经
	—有无生殖系统手术史，如输精管结扎术
2）男性	
（7）生殖系统检查史 1）女性	—是否定期做妇科健康检查，如阴道脱落细胞涂片、乳房检查和乳房自检
	—两次检查的间隔时间
	—最后一次检查的结果
2）男性	—询问睾丸自检的情况，并了解最后一次检查的结果
10. 压力与应对	
（1）压力源	
1）询问1年内重大事件	—目前让你感到有压力或紧张焦虑的事情有哪些
	—近来你的生活有哪些改变
	—日常生活中让你感到有压力和烦恼的事情有哪些
	—由于疾病、住院、生活改变或家庭事件，你经历了哪些压力
2）按压力来源逐条询问	—环境方面：所处的环境是否让你感到紧张不安或烦恼？什么原因
	—家庭关系方面：与家人关系如何？有无使你感到痛苦或烦恼
	—职业方面：是否感到工作压力很大，无法胜任
	—经济方面：经济状况如何？是否感到入不敷出
	—这件事对你意味着什么？如何看待
（2）压力感知	—你认为自己是否有能力应对这件事
	—如果你无法控制这些事，会有什么感觉
	—通常采取什么方式缓解紧张或压力

续表

功能性健康型态	问诊提纲
（3）应对方式	—请指出下列措施中最能描述你对压力的应对方式？如与他人交谈、想办法解决问题、抱怨他人、寻求帮助、从事体力活动、祈祷、试图忘却、用药或酗酒、睡觉，什么都不做、认命或其他等 —当你遇到困难时，你的家人、亲友和同事中谁能帮你 —通常你能否解决你的问题和烦恼
（4）压力缓解情况	—你能否有效处理你目前的压力 —你采取的措施是否有用
11. 价值与信念	
（1）文化	
1）种族背景	—你居住在什么地方 —你在那儿居住多长时间了 —你的出生地在哪儿 —你父母的出生地在哪儿 —你属于哪个民族 —你有什么特殊的民族传统或仪式需要我们注意
2）健康信念	—对你来说，健康意味着什么 —对你来说，疾病意味着什么 —当你生病时会向谁请教 —你的文化中哪些健康活动对你来说很重要
3）民间验方	—许多人在感到不舒服时会使用民间验方，当你感到不舒服时，你是怎样做的 —小时候，你的父母或祖父母使用哪种类型的民间验方 —当你感到不舒服时，第一个去请教谁？获得的建议对你有效吗 —你有没有使用维持健康的民间验方
（2）精神世界	
1）人生观	—你认为生活的意义和目标是什么 —你是否会渴望生命维持系统？你对捐献器官怎么看 —你是否有自然死亡声明
2）宗教信仰	—你有否因宗教信仰而禁食或必须吃某种食物 —你有无因宗教信仰而必须禁止的事物 —宗教信仰对你来说有多重要 —最近有什么事改变了你的宗教信仰吗 —有与你有同一宗教信仰的家庭成员吗 —哪种宗教书籍或文章对你有帮助
3）精神支持	—当你需要精神支持时，谁会帮助你 —你认为祈祷或沉思对你有帮助吗

四、实训作业

1. 护理评估问诊的主要内容有哪些？
2. 规范填写护理问诊评估记录表。

护理问诊评估记录表

一般资料：
科别　　　　病室　　　　床号　　　　住院号 姓名　　　　性别　　　　年龄　　　　婚姻　　　　民族　　　　职业 文化程度　　　宗教信仰　　　病情陈述人（关系） 联系地址　　　　　　　联系人及关系　　　电话 入院时间　　年　月　日　时　分　　通知医生时间 入院方式　　步行、扶行、轮椅、平车、担架 入院诊断：
主观资料：
1. 主诉：
2. 现病史：
3. 既往健康史：
4. 个人史：
5. 月经史：
6. 婚育史及家族史：
7. 日常生活习惯： 饮食：普食　半流质　流质　低脂　低盐　糖尿病饮食　其他： 睡眠：正常　入睡困难　失眠　药物催眠 排便：______次/天　性状______　量______ 　　　正常　便秘　腹泻　大便失禁　造瘘口 排尿：颜色______　量______　正常　尿频　尿急　尿痛　尿失禁　尿潴留　血尿　排尿困难 嗜好：吸烟　嗜酒　药瘾　无

续表

8. 心理社会资料
心理状态：焦虑　恐惧　开朗　兴奋　忧愁　痛苦　压抑　思念　无反应 人格类型：依赖/独立　紧张/松弛　内向/开放　主动/被动 人际关系：与他人交往融洽　一般　紧张 住院顾虑：无　经济问题　其他 家庭社会资源：家庭经济条件好　经济条件差　亲友支持 对疾病的认识： 对护理的要求：
9. 入院介绍
病室环境设施： 住院须知：病区管理制度、查房及探视时间、病区便民措施、床铺单位用品保管、安全管理制度等 经管医护人员：病区主任、护士长、管床医生、责任护士 健康指导：疾病相关知识、相关健康保健知识、饮食指导、清洁卫生等

实训二　全身一般状况及头颈部检查评估

一、实训目标

1. 通过本次评估实训后，能够熟练进行全身一般状态的检查并根据相应的判断标准进行评估判断，能够区分使用相关的名词术语。

2. 能够明确皮肤及淋巴结的检查内容并完成相应检查。

3. 能够完成头颈部的检查并判断检查结果。

二、实训安排及时间分配

1. 教师讲解并示范	40 分钟
2. 学生两人为一组，互相练习	120 分钟
3. 师生交流总结	20 分钟

三、实训器材

身高计、磅秤、皮脂卡、手电筒、体温表（口表及肛表）、皮尺、血压计、棉签。

四、实训内容

（一）生命征

1. 体温　互测体温（用口表），测前注意消毒，将汞柱甩到36℃以下，测时腋下放置5分钟，取出读数、记录。

2. 脉搏　一般常用桡动脉处，通过触诊，记录一分钟频率和节律。

3. 呼吸　通过视诊观察胸、腹部运动的频率和节律，观察一分钟。

4. 血压　略。

（二）一般状态

发育：通过身高、体重、年龄与智力之间的关系，判断为正常或不正常。

营养：根据皮肤、毛发、皮下脂肪、肌肉发育情况综合判断为良好、中等或不良。

神志：清晰、模糊、谵妄、昏睡、昏迷。

体位：自动、被动、强迫。

表情：正常、淡漠、烦躁不安、痛苦、忧郁。

面容：急性面容、慢性面容、贫血面容、病危面容、二尖瓣面容、肝病面容、肾病面容、甲亢面容等。

步态：正常、异常步态（蹒跚步态、慌张步态、共济失调步态等）。

（三）皮肤

颜色：正常、苍白、发绀、黄染、色素沉着、色素脱失。

弹性：正常、减弱。检查方法：取手背或上臂内侧（肘上3～4cm处）皮肤，用示指与拇指将皮肤捏起，正常人于松手后皱褶立即平复，弹性减弱时皱褶平复缓慢，见于正常老年人、长期消耗性疾病、营养不良或严重脱水的患者。

温度：正常、增高、冰冷。一般用手背触摸皮肤表面来评估皮肤温度。

湿度：正常、湿润、干燥。手脚皮肤发凉而大汗淋漓称为冷汗，见于休克和虚脱。入睡后出汗称盗汗，多见于结核病。皮肤异常干燥见于维生素A缺乏、黏液性水肿、硬皮病、尿毒症和脱水。

皮疹：注意有无，如有，则注意其类型，包括斑疹、玫瑰疹、丘疹、斑丘疹、荨麻疹。

出血：瘀点、紫癜、瘀斑、血肿。

蜘蛛痣：为皮肤小动脉末端分支扩张所形成的血管网，形似蜘蛛而得名。主要出现在面、颈、手背、上臂、前臂、前胸和肩部等上腔静脉回流区域。见于肝功能受损和妊娠期女性。检查方法：用棉签杆压迫蜘蛛痣的中心（即中央小动脉干部），其辐射小血管网即褪色，去除压力后又恢复。

压疮：为局部组织长期受压，持续缺血、缺氧所致的继发性皮肤损害。根据组织损伤程度分为1、2、3、4期。多见于枕部、耳廓、肩胛部、肘部、髋部、骶尾部、膝关节内外侧、内外踝和足跟等身体易受压部位。

毛发分布：正常、增多、稀少。

水肿：轻度、中度、重度。检查方法：以手指按压检查部位3～5秒，受压组织发生凹陷，称为凹陷性水肿。颜面、胫骨前内侧及手、足背皮肤水肿，伴皮肤苍白、干燥、粗糙，指压后无组织凹陷，称为黏液性水肿，见于甲状腺功能减退症。下肢不对称性皮肤增厚、粗糙、毛孔增大，有时出现皮肤皱褶，指压无凹陷，可累及阴囊、大阴唇和上肢，成为象皮肿，见于丝虫病。

瘢痕、溃烂情况。

（四）淋巴结

检查顺序及部位：耳前、耳后、乳突区、枕骨下区、颌下区、颏下区、颈部（颈前、颈后三角）、锁骨上窝、腋窝、滑车上、腹股沟、腘窝等。

检查内容：肿大淋巴结的部位、大小、数目、硬度、有无压痛、移动度、界限是否清楚，以及局部皮肤有无红肿、瘢痕及瘘管等，同时寻找引起淋巴结肿大的原发病灶。

检查方法：

1. 利用手指指腹由浅入深进行滑动触诊。

2. 要使患者检查部位的皮肤及皮下组织松弛。

3. 检查颌下淋巴结时，让被检查者低头。在检查颈部淋巴结时，让被检查者头稍低，并偏向检查侧。检查锁骨上窝淋巴结时，让被检查者取坐位或卧位，头部稍向前屈，用双手进行触诊，左手触右侧，右手触左侧，由浅逐渐触摸至锁骨后深部。检查腋窝淋巴结时，检查者以右手检查左侧，左手检查右侧，一般先检查左侧。检查者左手握住被检查者左腕向外上屈肘外展抬高约45°，右手指并拢，掌面贴近胸壁向上逐渐达腋窝顶部，滑动触诊，然后依次触诊腋窝后、内、前壁，再翻掌向外并将被检查者外展的上臂下垂，触诊腋窝外侧壁。检查腋窝前壁时，应在胸大肌深面仔细触摸。检查滑车上淋巴结时，右手扶托被检查右前臂，以左手小指抵在肱骨内上髁上，其他三指（示、中、无名指）并拢在肱二头肌与肱三头肌间沟中纵行、横行滑动触诊，换手以同法检查左侧（图2－1、图2－2）。

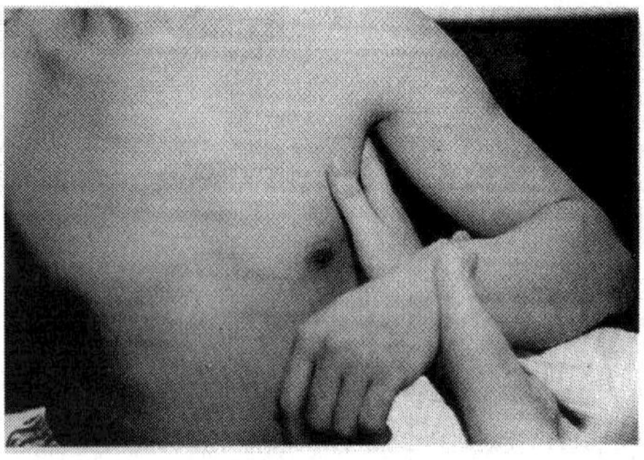

图2－1　检查腋窝淋巴结方法

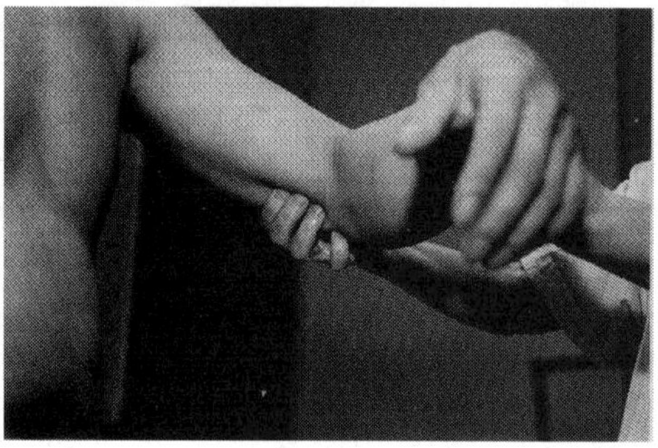

图2－2　检查滑车上淋巴结方法

（五）头部

头颅、头发：头颅形状（正常、方颅、小颅、巨颅、尖颅、长颅）、大小（测量头围：枕骨粗隆至眉弓），有无异常运动，有无压痛、肿块，头皮状况，头发颜色、疏密度，有无脱发及其特点。

眼：眉毛有无脱落，睫毛有否倒睫，是否有眼睑下垂、水肿，眼球有无突出或凹陷、运动受限，角膜是否透明，是否有云翳、白斑，瞳孔形状、大小、对光反射，结膜有无充血、出血、沙眼滤泡，巩膜有无黄疸。

瞳孔对光反射检查：①直接对光反射，以手电筒直接照射一侧瞳孔，观察该侧瞳孔是否立即缩小，移开光线后是否立即复原；②间接对光反射，左手掌置于鼻梁处遮光，右手持手电筒照一侧瞳孔，观察对侧瞳孔是否立即缩小，移开光线后是否立即复原。

眼球运动检查：检查时检查者站于被检查者一侧，左手固定其头部，置目标物（棉签或手指）于受检者眼前30～40cm处，嘱被检查者眼球随目标方向移动，一般按左→左上→左下，右→右上→右下6个方向的顺序进行，观察眼球运动是否受限，注意每次目标物都应回到原位。

翻转眼睑：用示指和拇指捏住上眼睑中部的边缘，嘱被检查者向下看，此时轻轻向前下牵拉，然后示指向下压迫睑板上缘，并与拇指配合将睑缘向上捻转即可将眼睑翻开，观察结膜状况。翻眼睑时，动作要轻巧、柔和，以免导致被检查者痛苦和流泪。

鼻：外形（正常、蛙鼻、鞍鼻）、是否有鼻翼扇动、鼻衄、分泌物及鼻旁窦压痛。

鼻旁窦检查方法：检查额窦时，检查者以两手固定头部，其余四指放在被检查者两侧耳后，双手拇指分别置于两眼眶上缘内侧向后上方按压，或一手扶持被检查者枕部，用另一拇指或示指置于眼眶上缘内侧用力向后、向上按压，询问有无压痛，两侧有无差别。检查筛窦时，双手固定被检查者两侧耳后、双侧拇指分别置于鼻根部与眼内眦之间向后方按压，询问有无压痛。检查上颌窦时，双手固定被检查者的两侧耳后，将两拇指分别置于左右鼻侧颧骨下缘向后向上按压，询问被检查者两侧有无压痛，压痛有无区别。

耳：耳廓外形、分泌物、乳突压痛、听力（用捻指声或手表声测定，正常人约在一米处即可听到手表声或捻指声，此为粗略测定）。

口腔：气味、流涎。

唇：色、溃疡、疱疹。

口腔黏膜：色、溃疡、出血点、色素沉着、斑疹。

牙齿：数目、色泽，是否有缺齿、义齿、龋齿，齿龈有无出血、齿槽溢脓、色素沉着等。

舌：伸出位置（正中、偏斜）、震颤（有或无）、舌体（正常、肿大）、舌苔（色、厚薄）、舌乳头（萎缩或肿胀）。

咽部及扁桃体：检查时被检查者坐于椅上，头稍后仰，检查者左手持手电筒，嘱被检查者口张大并发“a”音，右手将压舌板或棉签放于舌前2/3后1/3交界处迅速下压，观察咽部有无充血、出血点、分泌物及扁桃体有无肿大，如有肿大，观察其颜色、分泌物（图2－3）。

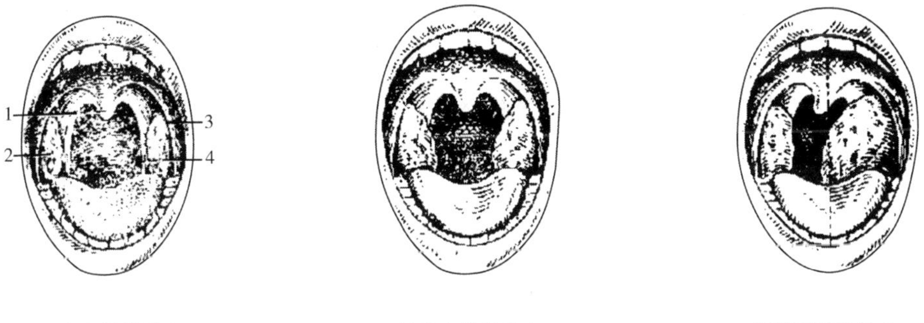

Ⅰ度扁桃体肿大　　Ⅱ度扁桃体肿大　　Ⅲ度扁桃体肿大

图2－3　扁桃体检查图

腮腺：正常、肿大（压迫肿大腮腺，导管口有无分泌物）。

（六）颈部

检查颈部软硬度、有无包块、血管（颈静脉充盈、颈动脉搏动）、甲状腺、气管。

1. 血管

（1）颈静脉过度充盈：正常人坐位时颈静脉不明显，平卧时可稍见充盈，充盈水平仅限于锁骨上缘至下颌角距离下2/3内。若取坐位或半坐位时静脉充盈度超过正常水平，称为颈静脉怒张，表示静脉压增高。见于右心功能不全、心包积液、上腔静脉阻塞综合征等。

（2）颈动脉搏动：正常人颈动脉搏动微弱或看不见。颈动脉搏动增强见于主动脉瓣关闭不全、高血压等。

（3）肝颈静脉回流征：右心衰竭的被检查者，如按压其肿大的肝脏时，则颈静脉充盈更为明显，称肝颈静脉回流征。最常见的原因就是右心功能不全、右心衰竭。右心衰竭时，因右心房淤血或右心室舒张受限，不能完全接收回流血量，而致颈静脉充盈更为明显。

①方法：嘱患者卧床，头垫高枕，张口呼吸，避免 Valsalva 憋气动作，检查者右手掌面轻贴于肝区，逐渐加压，持续 10 秒钟，同时观察颈静脉怒张程度。

②判断：正常人颈静脉不扩张，或施压之初可有轻度扩张，但迅即下降到正常水平。右心衰竭者则明显怒张，但于停止压迫肝脏后迅即下降（至少 4cmH_2O），为阳性。

③机制：压迫淤血的肝脏使回心血量增加，已充血的右心房不能接收回心血流而使颈静脉压被迫上升。

④注意：检查时闭口、憋气，将影响对结果的判断。

2. 甲状腺

（1）检查方法

视诊：有无肿大、肿大程度（Ⅰ度：不能看出肿大但能触及。Ⅱ度：能看到肿大又能触及，但在胸锁乳突肌以内。Ⅲ度：超过胸锁乳突肌）及对称性。检查时，请被检查者做吞咽动作，可见肿大的甲状腺随吞咽动作上下移动，以此可与其他颈部肿块鉴别。

触诊：可用双手或单手两种方法进行。

①双手触诊法：检查者位于被检查者背面，触诊时嘱被检查者配合做吞咽动作，随吞咽而上下移动者即为甲状腺。检查左叶时，右手示指及中指在甲状软骨下气管右侧，向左轻推甲状腺右叶，左手示、中、无名指触摸甲状腺的轮廓大小及表面情况，注意有无压痛及震颤。用同法检查右侧。双手检查法可在被检查者前面进行，检查左叶时检查者以左手拇指置于甲状软骨下气管右侧，向左轻推右叶，右手示指、中指、无名指三指从胸锁乳突肌外侧缘向左手拇指方向轻推甲状腺，右手拇指进行触摸甲状腺左叶。换手检查右叶。

②单手触诊法：检查者右手拇指置于环状软骨下气管右侧，将甲状腺轻推向左侧，其余示、中、无名指触摸甲状腺左叶的轮廓、大小及表面情况。也可用左手检查甲状腺右叶。

（2）注意事项

①注意甲状腺的大小、质地、有无结节、是否对称、有无压痛及震颤。

②触诊时动作宜轻柔，避免重压引起咳嗽、疼痛。

③触到甲状腺肿大时，用钟型听诊器听诊甲状腺是否有杂音。

3. 气管 正中、偏移。

检查方法：被检查者取坐位或仰卧位，使颈部处于自然直立状态，检查者将示指与无名指分别置于两侧胸锁关节上，然后将中指置于胸骨上窝气管之上，观察中指是否在示指与无名指中间，若距离不等则示有气管移位。

临床意义：正常人气管位于正中，大量胸腔积液或气胸时，可使气管推向健侧，肺不张时气管拉向患侧。

五、实训作业

填写实训报告。

一般检查及头颈部检查实训报告

体温：____℃　脉搏____/分钟　呼吸____次/分钟　血压____/____mmHg

一般情况：

发育____________营养____________神志____________表情________

面容____________体位____________步态______________________

皮　　肤：

色泽____________弹性____________温度____________湿度________

皮疹____________出血____________水肿____________蜘蛛痣______

溃疡及疤痕____________________毛发分布____________________

淋 巴 结：

全身浅表淋巴结有无肿大______________________________________

有下列淋巴肿大____

头　　部：

头颅：形状__________大小__________压痛__________肿块__________

头皮__________其他______________________________________

头发：量__________色__________光泽______________________________

其他____

眼：眉_____睫毛_______眼睑_____结膜_____眼球_______巩膜________

角膜________瞳孔________对光反射________调节反射________

耳：　耳廓________分泌物________乳突压痛________听觉__________

鼻：　外形________鼻翼煽动________分泌物________鼻旁窦压痛________

口腔：气味________________________流涎__________________________

唇：　色________________溃疡________________疱疹________________

齿：　缺齿__________义齿__________龋齿__________其他__________

齿龈：色__________出血__________齿槽溢脓______________________

舌：　偏斜__________震颤__________舌苔________舌乳头萎缩__________

口腔黏膜：色________溃疡________出血点______色素沉着______斑疹______

咽：　充血____

扁桃体：大小______________颜色______________渗出物______________

其他____

颈部：强直__________对称__________动脉搏动________静脉充盈__________

气管：位置____

甲状腺：大小____________________硬度______________对称__________

检查者签名：____________

日　　期：____________

实训三　胸部及肺部检查评估

一、实训目标

1. 掌握胸部及肺部视、触、叩、听诊的检查内容及方法。
2. 熟悉胸部常用体表标志，包括骨骼标志、人工划线和分区。

二、实训安排及时间分配

1. 教师讲解、示范	60 分钟
2. 学生两人一组，互相练习检查	100 分钟
3. 师生交流总结	20 分钟

三、实训器材

听诊器、米尺、手表/计时器、记号笔。

四、实训内容

（一）胸部体表标志

利用胸部骨骼标志，人为划线与分区，便于胸部病变定位，见图 3－1 ~ 图 3－3。

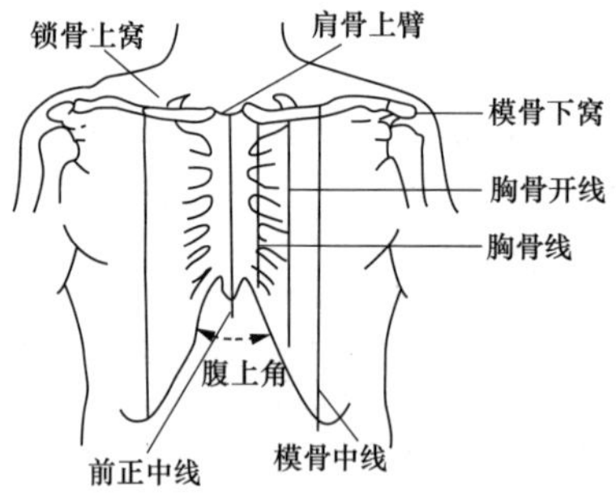

图 3－1　胸部体表标志与分区（正面观）

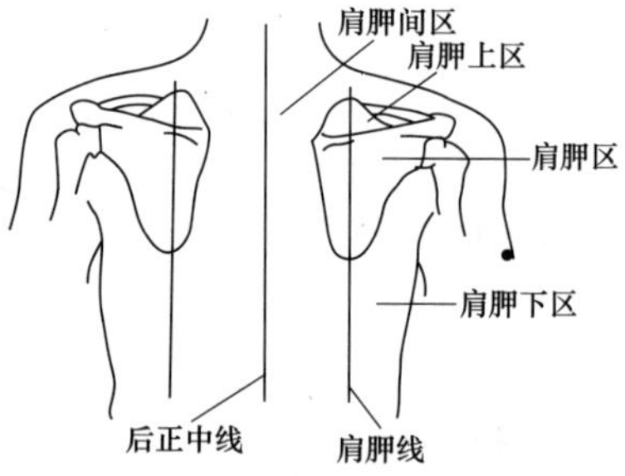

图 3－2　胸部体表标志与分区（背面观）

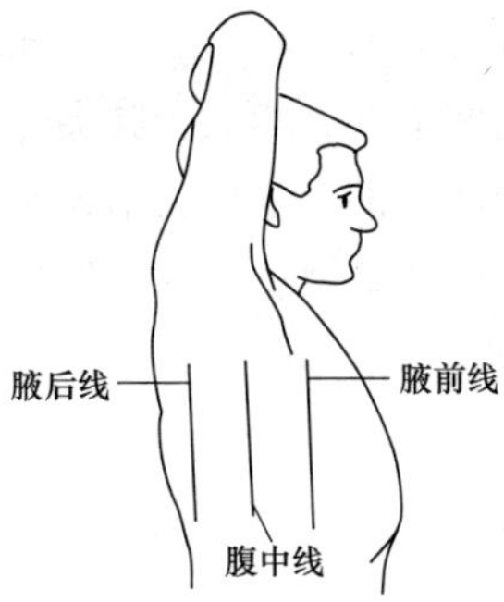

图 3-3　胸部体表标志与分区（侧面观）

1. 骨骼标志　前胸壁有胸骨、胸骨角、肋骨、锁骨，后胸壁有第七颈椎棘突、肩胛骨下角。

（1）胸骨角：又称 Louis 角。胸骨柄与胸骨体连接处微向前突所形成的角，可在体表扪到。其两侧分别与左、右第 2 肋软骨相连接，成为计数肋骨的重要标志。

（2）肩胛骨：为后胸壁上部活动较大的骨性标志，于两上肢自然下垂时占第 2～8 后肋范围。肩胛骨最下端称肩胛下角，相当于第 7 或第 8 后肋水平，或相当于第八胸椎的水平。

（3）肋骨：共 12 对。于背部与相应的胸椎相连，由后上方向前下方倾斜。第 1～7 肋骨在前胸部与各自的肋软骨连接，第 8～10 肋骨与 3 个联合一起的肋软骨连接后，再与胸骨相连，构成胸廓的骨性支架。第 11～12 肋骨不与胸骨相连，其前端为游离缘，称为浮肋。

（4）脊柱棘突：是后正中线的标志。第 7 颈椎棘突是颈胸交界部的骨性标志，最为突出，容易见到和触到，其下成为计数胸椎起点。

2. 胸部人工划线

（1）胸骨中线：又称前正中线，为通过胸骨正中的垂直线。其上端位于胸骨柄上缘的中点，向下通过剑突中央的垂直线。

（2）锁骨中线：为通过锁骨的肩峰端与胸骨端两者中点的垂直线。

（3）腋前线：为腋窝前皱襞向下延伸的垂直线。

（4）腋后线：为腋窝后皱襞向下延伸的垂直线。

（5）腋中线：为腋前线与腋后线之间的中点，即由腋窝顶部向下的垂直线。

（6）脊柱中线：又称后正中线，为通过脊椎棘突的垂直线。

（7）肩胛线：上肢自然下垂时通过肩胛下角的垂直线。

（8）肩胛下线：为连接两侧肩胛下角的水平线。

注意事项：确定腋前、中、后三线时被检查者上臂外展，使上臂与躯干成 90°角。

3. 胸部分区及自然陷窝

（1）肩胛上区：为肩胛冈以上的区域，外上界为斜方肌上缘，内侧为肩胛骨内缘。相当于上叶肺尖的下部。

（2）肩胛下区：为肩胛下线与第 12 胸椎水平线之间的区域。后正中线将此区分为左右两部。

（3）肩胛间区：两肩胛骨内缘之间的区域。后正中线将此区分为左右两部。

（4）锁骨上窝：为锁骨上方的凹陷部，相当于肺尖部位。

（5）锁骨下窝：为锁骨下方的凹陷部，下界为第3肋骨下缘，相当于上叶肺尖的下部。

（6）胸骨上窝：为胸骨柄上方的凹陷部，正常气管位于其后。

（7）腋窝：为上肢内侧与胸壁相连的凹陷部。

（二）肺叶体表投影

左肺分为上、下两叶，右肺分上、中、下三叶，各肺叶在胸壁上有一定的投影部位，有助于肺部疾患的定位诊断。

1. 左肺分叶的胸壁投影界线 上、下两叶分界线始于第三胸椎，向外下方斜行，至侧胸壁腋后线与第四肋骨相交，再下延到第六肋骨与肋软骨连接处。分为上、下两叶。

2. 右肺分叶的胸壁投影界线 右肺上中两叶与下叶的分界与左胸上、下两叶的分界相同。上、中两叶的分界线，起自腋后线第四肋骨处到胸骨右缘。

（三）肺部检查

被检查者采取舒适的姿势，情况允许可取坐位，反之则取半卧位或侧卧位检查。被检查者面对亮光，于检查者对面正坐。检查背部时，复检者上身稍向前倾、双手抱肘。

1. 视诊

（1）胸廓形态：正常胸廓为椭圆形，胸廓前后径＜左右径，两者比例为1∶1.5；两侧对称，无局部凹陷或凸起。病理胸廓：扁平胸、桶状胸、佝偻病胸。观察营养状态、皮肤（是否有皮疹、局部有无炎症、溃烂及突起）等。正常应无皮疹，局部无炎症、溃烂及突起。

（2）呼吸运动：观察两侧呼吸运动是否对称，呼吸运动类型（腹式呼吸或胸式呼吸）、呼吸频率、节律、幅度。

（3）胸壁静脉：当上腔静脉或下腔静脉血流受阻后侧支循环建立，则胸壁静脉充盈或曲张，应注意血流方向，检查方法参考实训五中“腹壁静脉曲张及血流方向检查”。

2. 触诊

（1）胸壁压痛：检查者用双手手掌前部分别按压受检者两侧胸壁的上、中、下三部分，观察有无压痛。正常时无压痛，如出现压痛，要注意胸壁压痛的部位、程度、深浅，特别要注意用大拇指按压胸骨时有无压痛。

（2）胸廓扩张度：在胸廓前下部及背部检查。检查者将两手掌平放在被检查者胸廓前下部两侧对称部位，左右拇指分别沿两侧肋缘指向剑突，拇指尖在前正中线两侧对称部位，指间距约2cm。触诊背部时，双拇指在第10肋水平，对称地放于被检查者后正中线两侧数厘米处，两拇指之间留出松弛的皮褶，其余手指对称地置于胸廓两侧，嘱被检查者做深呼吸运动，观察比较两拇指间是否随呼吸运动对称性扩大和缩小。

（3）语音震颤：检查前胸部时，以仰卧位比较合适，也可取坐位；检查背部时，被检查者取尘位，检查者位于受检者背后触诊。检查者将两手掌或两手掌尺侧缘，轻轻平放于两侧胸壁对称部位，嘱被检查者用同样的强度重复发“Yi”的长音，自上而下，从内到外比较、分辨双侧语音震颤的异同，注意有无双侧、单侧、局部增强或减弱。正常两侧语音震颤基本一致，无增强和减弱。

注意事项：前、侧、后面胸壁两手应至少交叉一次。

（4）胸膜摩擦感：被检查者取仰卧位，检查者以手掌平放于前胸下部或腋中线第5、6肋间，嘱受检者做深呼吸运动，以触之感受有无摩擦感。

3. 叩诊

（1）体位要求：叩诊时被检查者通常取坐位或仰卧位，放松肌肉，两臂垂放，呼吸平稳。为了充分暴露被检查部位，检查腋前部时宜将前臂上举置于头顶上，检查背部时头低垂，上身略向前倾斜，交叉抱肘，以显露肩胛骨掩盖的区域。

（2）叩诊法

1）间接叩诊法：检查者一手中指的第1和第2指节作为叩诊板，置于欲叩诊部位上，勿加重压，其余四指稍微抬起，以免影响被叩组织震动。另一手中指指端作为叩诊锤，以垂直方向叩击板指，以腕关节及掌指关节运动进行叩打。叩诊前胸及两侧时板指必须平贴于肋间隙并与肋骨平行，叩诊背部时，在肩胛间区板指与脊柱平行，肩胛下区，板指仍保持与肋骨或肋间隙平行。

2）直接叩诊：检查者将手指并拢，以指腹面对胸壁进行叩击，此法应用于大面积病变。

（3）辨别四种叩诊音：采用间接叩诊法沿受检者右锁骨中线，自第2肋间开始直至脐部，叩出清音（肺野）、浊音（肝相对浊音）、实音（肝脏绝对浊音区）和鼓音（左胸下部半月区——Traube区）四种叩诊音。

（4）肺部叩诊：检查者板指与肋骨平行，按顺序自上而下，先前胸，后侧胸、背部，进行左右、上下对比。叩击力量应均匀，轻重适宜，节奏灵活、短促而富于弹性，在每一区域叩击2～3下，再移至另一区域，注意叩诊音的改变及板指的震动感。

1）肺上界：即肺尖的宽度。检查者站在被检查者的后外侧，将手指放在斜方肌前缘中央部开始叩诊为清音，逐渐向外侧，当音响变为浊音时作一记号，即为肺上界的外侧终点。然后再由上述中央部转向内侧叩诊，直到清音变为浊音时，即为肺上界的内侧终点。此清音带的宽度可认为是肺尖的宽度，正常4～6cm，右侧较左侧稍窄。

2）肺下界：嘱被检查者平静呼吸，检查者沿锁骨中线、腋中线及肩胛下角线自上而下叩诊，一般前胸从第2肋间隙、后胸从肩胛线第8肋间隙开始，由清音变为浊音即为下界。正常人在平静呼吸时，肺下界在锁骨中线、腋中线及肩胛线的位置，分别为第6、8、10肋间隙，通常左稍低于右。注意：左侧锁骨中线不予叩诊。

3）肺下界移动范围：检查时嘱被检查者取坐位，首先被检查者平静呼吸时，在肩胛下角线上叩出肺下界，画一标记，然后分别在被检查者深吸气与深呼气后、屏住呼吸时，再在同一线上自上而下叩出肺下界并作标记。最高点与最低点之间的距离即肺下界移动范围。正常深吸气与深呼气之间距离可达6～8cm。

4. 听诊　肺部听诊时，被检查者取尘位、半卧位或卧位，身体不要歪斜，双手自然下垂或置于膝上，全身肌肉放松。充分暴露胸部，以免衣服与听诊器摩擦产生杂音。

（1）听诊顺序：一般由肺炎开始，自上而下，以胸部各条径线为重点，由前胸到侧胸再到背部进行听诊，左右对称位置对比听诊音。

（2）听诊部位：前胸部为锁骨上窝，锁骨中线上、中、下部，腋前线上、下部和腋中线上、下部，左右两侧共 16 个听诊部位。背部听诊为腋后线上、下部，肩胛间区上、下部，肩胛下区内外部，左右两侧共 12 个部位。

（3）明确三种呼吸音：根据不同的部位、声音的性质和特点分辨三种正常的呼吸音：气管呼吸音，支气管呼吸音、支气管肺泡呼吸音。

（4）异常呼吸音：判断有无异常呼吸音。正常无异常呼吸音。

（5）附加音：在不同的部位听取有无干湿啰音、胸膜摩擦音。正常无干湿啰音，无胸膜摩擦音。

5. 肺部检查注意事项

（1）全面系统按视、触、叩、听顺序检查，局部检查结合全身检查。

（2）一般先从前胸开始，自肺尖沿肋间隙循序向下，然后检查侧胸、背部。

（3）进行肺部各项检查时，应左、右对称地进行对比。

（4）保持环境安静、温暖及光线充足，自然光最理想。

（5）尽可能暴露全部胸廓，但要注意被检查者的隐私和保暖，尤其是女性被检查者。

五、实训作业

实训后进行正常胸肺部评估练习，检查评估 10 人次并书写检查报告。

胸部及肺部检查评估报告

胸部：

胸部形状____________________胸廓皮肤______________________

胸壁压痛（有无压痛及部位）________________________________

肺部：

视诊：呼吸运动类型____________________呼吸频率____________________

胸壁静脉____

触诊：胸廓扩张度____

语颤____

胸膜摩擦音____

叩诊：肺部叩诊音____

肺下界：

左侧　锁骨中线__________________腋中线__________________肩胛线__________________

右侧　锁骨中线__________________腋中线__________________肩胛线__________________

肺下界移动范围________________

听诊：呼吸音____

啰音____

附加音____

签　名：

日　期：

实训四　心脏、血管检查评估

一、实训目标

1. 通过本次实训，能够熟练进行心脏的视、触、叩、听诊检查。
2. 能够正确完成心界的叩诊和测量，并根据检查结果判断心型。
3. 能够正确听诊心脏、辨别正常心音。
4. 能正确测量脉搏、血压。

二、实训安排及时间分配

1. 教师讲解与示范	50 分钟
2. 同学两人成一组，分组练习	100 分钟
3. 师生交流总结	30 分钟

三、实训器材

尺子、笔。

四、实训内容

心脏检查

（一）视诊

1. 评估要求

（1）环境安静，光线充足，最好来源于被检查者左侧。

（2）被检查者平静呼吸，取坐位或仰卧位，充分暴露胸部，冬天注意保暖。

（3）检查者立于其右侧。

（4）视诊时应从不同角度进行观察，如观察心尖搏动时，视线应与心尖搏动呈切线位置；观察心前区有无异常搏动和隆起时，两眼应与被检查者胸廓同高。

2. 评估内容

（1）心前区：有无隆起或凹陷。

（2）心尖搏动：正常的部位、范围、强弱、范围改变的临床意义。部位：正常在胸骨左缘第五肋间锁骨中线内 0.5 ~ 1.0cm；范围：2.0 ~ 2.5cm，左心室肥大时搏动范围增大；强度：明显增强可为抬举性心尖搏动，见于左心室肥大。粘连心包炎和右心室明显肥大时可出现负性心尖搏动。

（3）心前区异常搏动：右心室肥大者胸骨左缘3～4肋间或剑突下出现搏动。

（二）触诊

1. 评估要求 检查者手部应温暖，常用右手手掌小鱼际或2～4指并拢以指腹触诊；检查震颤常用手掌小鱼际，检查心尖搏动常用2～4指指腹。

2. 评估内容

（1）心尖搏动及心前区搏动

①右手全掌置于心前区，注意心尖搏动的位置，有无震颤。

②示指和中指并拢，用指腹确定心尖搏动的准确位置、范围、强度，有无抬举性心尖搏动。心尖搏动外向运动标志着心室收缩期，内向运动标志着舒张期。左心室肥大时可出现抬举性心尖搏动。

（2）震颤：在心前区用手触知的一种细微的震动感，是器质性心血管疾病的特征性体征之一。用手掌或手掌尺侧（小鱼际）在心底部、胸骨左缘第三、四肋间、心尖部进行触诊，心包摩擦感不会因屏气而消失。确定震颤的具体位置，注意震颤的部位及时期以判断病变的部位及性质。

（3）心包摩擦感：胸骨左缘第4肋间处（裸区）容易触到，收缩期明显，舒张期亦能触及。被检查者取坐位前倾或深吸气之末时更容易触及，是心包炎的特征。

注意：触诊时按压力度不宜过大，否则会降低触觉感受器的敏感性，以致触不到震颤或心包摩擦感。

（三）叩诊

1. 评估要求

（1）被检查者平静呼吸，取坐位或卧位。

（2）环境安静、温暖，暴露检查部位。

（3）采用指指叩诊法，以轻叩诊法进行叩诊，或根据被检查者胖瘦采取适当力度叩诊，用力要均匀，心界所指为相对浊音界。

2. 评估方法

（1）被检查者坐位时，检查者对面而坐，左手叩诊板指与所叩心缘平行（即与肋间垂直）；卧位时，检查者立于被检查者右侧，叩诊板指与心缘垂直（即与肋间平行），放在肋间，紧贴胸壁。宜采取轻（弱）叩诊法，以听到声音由清变浊来确定心浊音界。

（2）顺序：按先左后右、从下至上、由外向内的顺序：先叩心左界，从心尖搏动最强点外2～3cm处开始（一般为第5肋间左锁骨中线稍外），由外向内，叩诊至浊音处用笔做标记，如此向上逐一肋间进行，直至第二肋间，均在清音变浊音处作标记；然后叩心右界，先沿右锁骨中线自上而下叩出肝上界，再于其上一肋间（通常为第4肋间）处由外向内叩出浊音界，作一标记，然后逐一肋间向上叩诊，直至第2肋间，并分别作标记。

（3）测量记录：标出前正中线和左锁骨中线，用直尺测量前正中线至左、右各标点的垂直距离，再测量左锁骨中线至前正中线的距离，将测得的数据填入表5－1。

表5－1 正常心脏相对浊音界

右（cm）	肋间	左（cm）
2～3	Ⅱ	2～3
2～3	Ⅲ	3.5～4.5
3～4	Ⅳ	5～6
	Ⅴ	7～9

注：锁骨中线距正中线为8～10cm。

前正中线：通过胸骨正中垂直线。

锁骨中线：锁骨两端连线的正中处作一与前正中线平行的纵线。测量方法从锁骨胸骨端开始测量至锁骨肩峰端的距离，在此两点间的直线距离的1/2处作一标记，从此标记用直尺向胸廓引出一与前正中线平行的纵行直线即为锁骨中线。

心浊音界改变及临床意义：心界向左下扩大（靴形心），提示左心室增大；心腰饱满或膨出（梨形心），提示左心房及肺动脉扩大；心界向两侧扩大提示双心室增大或心包积液。

（四）听诊

1. 听诊部位及顺序 被检查者取坐位或卧位，必要时取左侧卧位或坐位身体前倾。听诊部位：二尖瓣区为心尖区（心尖搏动最强点）；三尖瓣区为胸骨下端左缘，即胸骨左缘第四、五肋间；肺动脉瓣区为胸骨左缘第二肋间处；主动脉瓣区为胸骨右缘第二肋间处；主动脉瓣第二听诊区为胸骨左缘第三肋间处。听诊顺序：二尖瓣区→肺动脉瓣区→主动脉瓣区→主动脉瓣第二听诊区→三尖瓣区。

2. 听诊内容 听诊内容包括心率、心律、心音（表5－2）。

表5－2 S_1 与 S_2 的鉴别要点

鉴别要点	第一心音	第二心音
音调	较低钝	较高而脆
强度	较响	较 S_1 弱
时限	历时较长，持续约0.1秒	历时较短，约0.08秒
最响部位	心尖部	心底部
与心尖搏动的关系	与心尖搏动同时出现	心尖搏动后出现
与心动周期的关系	S_1 与 S_2 之间间隔（收缩期）较短	S_2 到下一心动周期 S_1 间隔（舒张期）较长

血管检查

（一）脉搏

1. 检查方法 脉搏的检查一般通过触诊浅表动脉的方法观察比较脉搏是否正常。检查者以并拢的示指、中指、环指指腹触诊被检查者桡动脉近手腕处，在特殊情况下也可触诊颈动脉、肱动脉、足背动脉等部位，触诊的时间至少计数30秒。

2. 检查注意事项

（1）触诊脉搏时要注意了解脉搏的速率、节律、紧张度及动脉管壁情况，注意是否无脉。

（2）肢体的两侧均需触诊，并对脉搏的强弱及出现时间是否相同进行比较。生理情况下两侧差异很小。必要时还要对上、下肢脉搏进行检查对比。

（二）血压检查

1. 检查方法 汞柱式血压计的操作规程：打开并检查血压计，告知被检查者不要紧张，关心体贴被检查者，态度和蔼，测量前被检查者安静休息 5 ~ 10 分钟，取仰卧位或坐位，上肢裸露、上臂伸直、轻度外展，先检查水银柱是否在“0”点，肘部置于心脏同一水平，袖带均匀紧贴皮肤缠于上臂，其下缘在肘窝以上 2 ~ 3cm，用手触摸肱动脉搏动，胸件置于肱动脉搏动处，听诊器胸件与皮肤紧密接触、不可重压、不可与袖带接触，更不可塞在袖带下。向袖带内充气，边充气边听诊，肱动脉搏动声消失，水银柱再升高 20 ~ 30mmHg，缓慢放气（2 ~ 6mmHg/s），双眼视线随汞柱下降，平视汞柱表面，根据听诊结果读取血压值。第一次出现的声音清脆并逐渐加强为第一期即收缩压，随袖带内压力继续下降，清脆的声音转变为柔和，当压力再下降至声音消失为舒张压。

2. 检查注意事项 血压至少应测量 2 次，连续测量时中间至少间隔 1 分钟。测量过程中尽量减少皮肤暴露时间，在室温较低的环境下测量血压要温暖听诊器胸件。测量操作完毕血压计向右倾斜 45°关闭血压计。

（三）周围血管征及血管杂音

1. 周围血管征 将听诊器胸件置于被检查者股动脉搏动处，稍加压，注意有无血管杂音以及杂音出现的时期。

2. 毛细血管搏动征 用手指轻压被检查者指甲床末端，或以一清洁玻片轻压其口唇黏膜，引起局部变白，观察有无随心脏搏动出现有规律的红白交替现象。

3. 动脉杂音 将听诊器胸件置于杂音可能出现的部位听诊，如甲状腺上、下极，两侧锁骨上、颈后三角或背部，上腹部或腰背部，凡血管丰富的肿物、动脉瘤、动脉狭窄、动静脉瘘可在病变处听到杂音。

4. 静脉杂音 被检查者取坐位或站立位，检查时将听诊器胸件置于被检查者颈根部近锁骨处，听诊有无杂音，必要时，用手指压迫颈静脉暂时中断血流，注意杂音情况。由于静脉压力低，杂音多不明显。

五、实训作业

完成 10 人次心脏血管的检查评估，填写评估报告。

心脏血管检查评估报告

心脏

视诊：心前区隆起：______________________________

心尖搏动：位置______________范围______________________

触诊：心脏搏动____

心尖搏动：位置________________强弱________________________

范围________________节律________________________

震颤：部位________________时期________________________

心包摩擦感：____

叩诊：心浊音界

右心界（cm）	肋间	左心界（cm）
	Ⅱ	
	Ⅲ	
	Ⅳ	
	Ⅴ	

结论：心脏大小：正常　　扩大

听诊：心率____________心律____________心音：S_1　S_2　S_3/S_4

杂音：

时期__________性质__________强度__________传导__________

心包摩擦音：____

血管检查：

视诊：动脉：搏动　　迂曲

静脉：曲张/怒张　　血流方向　　搏动

毛细血管搏动

触诊：脉率____________脉律____________紧张度____________

强弱____________波形____________血管性状____________

对称性____

听诊：动脉：枪击音、Duroziez 双重音、杂音________________________

静脉：____

签名：

日期：

实训五　腹部检查评估

一、实训目标

1. 通过本次实训，能够以视、听、叩、触诊的方法进行腹部体征的检查评估。
2. 能明确腹部触诊适用于何种脏器及组织，并以熟练正确的手法进行腹部触诊。

二、实训安排及时间分配

1. 实训前教师讲解与示教	50 分钟
2. 学生两人一组互相检查	100 分钟
3. 师生交流总结	30 分钟

三、实训器材

软尺、热水袋一个（示范震水声及移动性浊音）、人体胸腹部模型。

四、实训内容

（一）腹部的体表标志及分区

为准确描述并记录脏器及病变的部位和范围，常借助于腹部天然体表标志和人为地画线将腹部划分为几个区，以便熟悉脏器的位置及其体表投影。

1. 四区法　通过脐划一水平线和一垂直线，两线相交将腹部分为右上腹、右下腹、左上腹、左下腹四个区域（图6－1）。

2. 九区法　分别从左、右髂前上嵴至腹中线连线的中点作两条垂线，上面的水平线为两侧肋弓下缘连线，下面的水平线为双侧髂前上嵴连线，四线相交将腹部分为左右上腹部（季肋部）、左右侧腹部（腰部）、左右下腹部（髂窝部）、上腹部、中腹部和下腹部9个区。分区及各区脏器见图6－2。

1. 右上腹部　即右季肋部。肝右叶、胆囊、结肠肝曲、右肾上腺、右肾。

2. 上腹部　肝左叶、胃体及幽门区、十二指肠、大网膜、横结肠、胰腺头部和体部，腹主动脉。

3. 左上腹部　即左季肋部。脾、胃体及胃底、结肠脾曲、胰腺尾部、左肾、左肾上腺。

4. 右侧腹部　即右腰部。右肾下极、部分空肠、升结肠。

5. 中腹部　即脐部。十二指肠下部、空肠及回肠、下垂的胃或横结肠、输尿管、腹主动脉、肠系膜及淋巴结、大网膜。

6. 左侧腹部 即左腰部。降结肠、左肾下极、空肠或回肠。

7. 右下腹部 即右髂部。盲肠、阑尾、回肠下段、女性右侧输卵管及卵巢、男性右侧精索。

8. 下腹部 胀大的膀胱或增大的子宫、回肠、乙状结肠、输尿管。

9. 左下腹部 即左髂部。乙状结肠、女性左侧输卵管及卵巢，男性左侧精索。

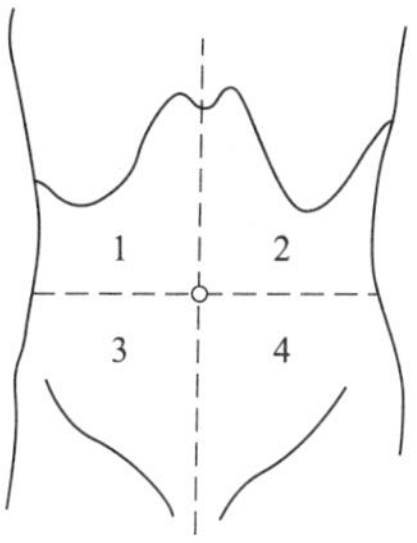

图 6-1 腹部体表四区法示意图
1. 右上腹；2. 左上腹；
3. 右下腹；4. 左下腹

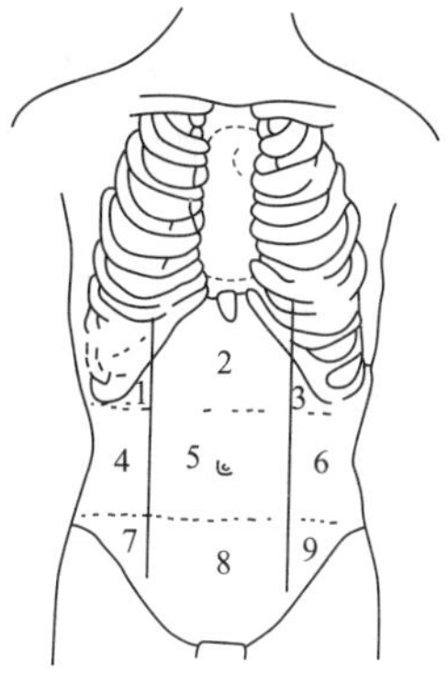

图 6-2 腹部体表九区法示意图
1. 右上腹部；2. 上腹部；3. 左上腹部；
4. 右侧腹部；5. 中腹部；6. 左侧腹部；
7. 右下腹部；8. 下腹部；9. 左下腹部

（二）评估要求

1. 一般要求 检查室内温暖，被检查者取仰卧位，检查者站于患者右侧，光线明亮，侧面来的光线对观察搏动或肿物的轮廓很有帮助。

2. 检查顺序 按视、听、触、叩顺序进行。

3. 触诊评估注意事项 被检查者取仰卧位，两腿弯曲并稍分开，充分暴露腹部，可嘱患者张口做缓慢腹式呼吸，保持腹部及全身肌肉松弛；检查者的手必须温暖、动作轻柔；必要时，可一边与被检查者谈话，一边检查，以分散被检查者的注意力，使腹肌放松；触诊检查顺序由浅入深，由下至上，从健康部位开始；手脑并用。边检查，边思考。

（三）检查内容

1. 视诊

注意事项：①视诊前被检查者排空膀胱，取仰卧位；②充分暴露全腹（上至剑突，下至耻骨联合），身体其他部分注意遮盖保暖，暴露时间不宜过长，以防被检查者受凉；③光线充足柔和，侧面来的光线有利于观察腹部表面的器官轮廓、肿块、肠型和蠕动波等；④检查者站立于被检查者右侧，按一定顺序自上而下地观察腹部，有时为了查出细小隆起、蠕动波或搏动时，诊视者应将视线降低至腹平面，从侧面呈切线方向进行观察。

（1）腹部形态：观察腹部外形是否对称、有无隆起或凹陷，有腹水或腹部包块时，还应测量腹围大小。正常人腹部对称、平坦。

腹部膨隆：①局部膨隆：见于脏器肿大、腹内肿瘤、炎性包块、腹壁上的肿物或疝等；②全腹膨隆：常见于腹腔积液、腹内积气、腹腔巨大包块等。

腹部凹陷：①全腹凹陷：见于消瘦和脱水者，严重者呈舟状腹，见于恶性肿瘤、结核等慢性消耗性疾病所致的恶病质，亦可见于糖尿病、严重的甲状腺功能亢进、神经性畏食等。②局部凹陷：较少见，多因腹部手术或外伤后瘢痕收缩引起。

（2）呼吸运动：正常人可见呼吸运动自如。腹式呼吸减弱：见于急性腹痛、腹膜炎、大量腹腔积液、腹腔内巨大肿块或妊娠等。腹式呼吸消失：见于胃肠穿孔所致的急性腹膜炎或膈肌麻痹等。

（3）腹壁静脉曲张及血流方向检查

1）正常：腹壁皮下静脉一般不显露，在较瘦、腹壁松弛的老年人可见静脉暴露于皮肤为正常现象。

2）门静脉梗阻：门静脉高压导致血液循环障碍或上、下腔静脉回流受阻时腹壁静脉可显而易见或迂曲变粗，称为腹壁静脉曲张。其血流方向，脐水平线以上的腹壁静脉自下向上，而脐以下静脉为自上向下。门静脉高压显著时，于脐部可见到一簇曲张静脉向四周放射，形如水母头。

3）下腔静脉梗阻：腹壁静脉血流方向为自下而上。

4）上腔静脉梗阻：腹壁和胸壁的静脉血流方向为自上而下。

检查血流方向方法：选择一段没有分支的腹壁静脉，检查者将右手示指和中指并拢压在该段静脉上，然后一只手指紧压静脉向外滑动，挤出该段静脉内血液，至一定距离后放松该手指，另一手指紧压不动，看挤空的静脉是否快速充盈，如迅速充盈，则血流方向是从放松的一端流向紧压手指的一端。再同法放松另一手指，观察血流方向（图6－3）。

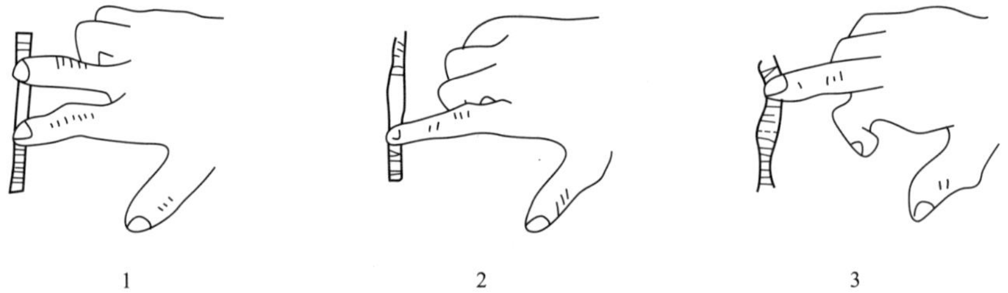

图6－3　测定静脉血流方向示意图

（4）胃蠕动波及肠型：正常情况下，除腹壁菲薄或松弛的老年人和极度消瘦者外，腹部一般看不到胃肠型及蠕动波。

胃肠道发生梗阻时，梗阻近端的胃或肠段扩张，在腹壁上呈现出相应的各自轮廓，称为胃型或肠型，若同时伴该部位蠕动加强，呈现波浪式运动，称为蠕动波，蠕动波自左季肋部向右推进，至右腹直肌下消失，为正蠕动波，有时这种蠕动波自右向左，称逆蠕动波。小肠梗阻时蠕动波多出现于脐部，蠕动波方向不一。严重梗阻时，脐部可见横行排列呈多层梯形的肠型和较大肠蠕动波。结肠远端梗阻，肠型多出现于腹部周边。如发生肠麻痹，则蠕动波消失。

在观察蠕动波时，从侧面观察更易察见，亦可用手轻拍腹壁而诱发之。

（5）腹壁皮肤：皮疹、腹部皮肤颜色改变、腹纹、瘢痕、疝、血管搏动及心脏搏动等。

2. 听诊

（1）肠鸣音：肠蠕动时，肠管内气体和液体随之流动，相互碰撞，产生柔和的、多变的水泡音，称为肠鸣音。其听诊可在全腹任何部位进行，但以脐部最清楚，为准确评估肠鸣音次数和性质，应在固定部位至少听诊1分钟。正常每分钟4~5次。其频率、音调、强弱变异较大，餐后频繁而明显，休息时稀疏而微弱。①肠鸣音活跃：超过10次/分钟，音调不特别高亢，见于急性肠炎、服泻药后或胃肠道大出血等。②肠鸣音亢进：次数增多且响亮高亢甚至呈金属音，见于机械性肠梗阻。③肠鸣音减弱：次数明显减少，见于老年性便秘、低钾血症及胃肠动力低下等。④肠鸣音消失：持续听诊、用手叩拍腹部仍不能闻及，见于急性腹膜炎、腹部大手术后或麻痹性肠梗阻。

（2）血管杂音：正常的血管听诊时听不到杂音。血管杂音可分为动脉性杂音和静脉性杂音。动脉性杂音常在腹中部或腹部一侧，有收缩期及舒张期的分别，主要见于腹主动脉瘤或腹主动脉狭窄；静脉性杂音呈一种柔和、连续性的嗡鸣音，常在脐周或上腹部，尤其是腹壁静脉曲张严重部位，此音提示门静脉高压时侧支循环的形成。

（3）摩擦音：深呼吸时，于各相应部位听到摩擦音，见于脾梗塞、脾周围炎、肝周围炎或胆囊炎。

（4）振水音：检查时被检查者仰卧，检查者以一耳凑近上腹部，同时以冲击触诊法振动胃部，即可听到气、液冲撞的声音。也可将听诊器体件放于上腹部，同时用稍弯曲的手指在被检查者的上腹部做连续迅速的冲击动作或自一侧摇动被检查者，若胃内有液体积存时，可闻到胃内气体与液体撞击而产生的声音，称为振水音。正常人餐后或者饮入大量液体后可出现振水音。当清晨空腹或者餐后6~8小时以上仍有振水音，提示幽门梗阻、胃扩张、胃液分泌过多等。

3. 叩诊

（1）移动性浊音：被检查者先取仰卧位，若有腹水时，在腹两侧叩诊为浊音，腹中部因肠管浮起而呈鼓音，然后让被检查者侧卧，浊音区移至侧位的下方而上方一侧为鼓音，更换体位向另一侧卧时，叩诊浊音区仍在侧卧的下方，表明有腹水在腹腔内移动，这种因体位不同而出现浊音区变动的现象，称移动性浊音。正常人无移动性浊音，若出现移动性浊音阳性，提示腹腔内游离积液达1000ml以上。

叩诊方法：被检查者仰卧，检查者立于被检查者右侧。先从脐部开始向左侧叩诊，如叩诊变为浊音，叩诊板指位置固定（不离开皮肤），嘱被检查者向右侧卧位，重新叩诊该处，听取音调有无变化；同样方法向右侧移动叩诊，直达浊音区，叩诊板指固定不动，嘱被检查者向左侧翻身取左侧卧位，再次叩诊，听取音调之改变，核实浊音是否移动。

（2）肝浊音界叩诊：在右锁骨中线处自第二前肋间开始叩诊，由清音变为浊音处代表肝浊音界即肝上界。匀称体型者正常位于右侧第五前肋间。然后由腹部鼓音区沿右锁骨中线向上叩，叩至浊音处即为肝下界。肝浊音界上移可见于右肺纤维化、右下肺不张、右肺切除术后、腹部巨大肿物大量腹腔积液等。肝浊音界下移见于肺气肿、右侧张力性气胸等。肝浊音界消失见于急性胃肠穿孔。

（3）膀胱的叩诊：被检查者取仰卧位，在耻骨联合上方进行，通常从上往下由鼓音转成浊音，代表充盈的膀胱，见于尿潴留患者。膀胱空虚时，因耻骨上方有肠管存在，叩诊呈鼓音，叩不出膀胱的轮廓。当膀胱内有尿液充盈时，耻骨上方叩诊呈圆形浊音区。女性在妊娠时子宫增大，以及子宫肌瘤或卵巢囊肿时，在该区叩诊也呈浊音，应予鉴别。排尿或导尿后复查，如浊音区转为鼓音，即为尿潴留所致膀胱增大。

4. 触诊

注意：①被检查者应排尿后取低枕仰卧位，两手自然置于身体两侧，两腿屈膝并稍分开，以使腹肌尽量松弛，作张口缓慢腹式呼吸，检查肝脏、脾脏时，还可分别取左侧、右侧卧位。检查肾脏时可取坐位或立位。②检查者立于右侧，先以全手掌放于腹壁上部便于被检查者适应片刻，并感受腹肌紧张度，然后以轻柔动作按顺序触诊腹部各区。③一般自左下腹开始逆时针方向检查，原则是先触诊健康部位，逐渐移向病变区域，以免造成患者感受的错觉，边触诊边观察被检查者的反应与表情。

（1）触诊评估方法

1）浅部触诊：将右手轻放腹壁上，利用掌指关节及腕关节弹力，柔和依次进行滑动触摸（使腹壁压陷1cm），开始时，常采用此法。适用于检查腹壁的紧张度、抵抗感、表浅的压痛、肿块、搏动和腹壁上的肿物等。

2）深部触诊法

①深部滑行触诊：嘱被检查者张口平静呼吸，检查者以并拢的二、三、四指末端逐渐压向腹后壁脏器或包块（使腹壁压陷至少2cm以上），在被触及脏器或包块上做上、下、左、右的滑动触摸，如为肠管或索条状包块，则应做与长轴相垂直方向的滑动触诊。此法有利于进行腹腔深部脏器和胃肠病变的检查。

②深压触诊法：以一个或两、三个手指，逐渐按压以明确压痛的部位，如阑尾压痛点、胆囊压痛点及反跳痛等。

③双手触诊法：用两手进行触诊，右手按滑行触诊法进行，而左手将被检查的部位或脏器托起推向右手，以便能清楚地触及检查的脏器，必要时可嘱被检查者侧卧。此法常用于检查肾脏、脾及肝脏（主要用于轻度肝脾肿大的患者）。

④冲击触诊法：此法仅于大量腹水、肿大的肝脾或肿块难于触及时才采用。方法即用右手，以三、四个拼拢的手指，取几乎垂直的角度，置放于腹壁上相应的部位，做数次急速而较有力的冲击动作，在冲击时即会触及腹腔内脏器或肿块在指端沉浮。采用此法应注意避免用力过猛，防止被检查者感到不适。

⑤钩指触诊：肝、脾触诊（小儿、腹壁松弛者）及胆囊触诊。

（2）触诊内容

1）腹壁紧张度：正常腹壁柔软，某些病理情况可使全腹或局部紧张度增加或减弱。

腹壁紧张度增加：全腹紧张度增加见于腹腔内炎症，腹肌呈反射性痉挛，腹壁紧张，有抵抗感，也可因腹腔内容物增加引起。局部腹壁紧张度增加：腹内脏器炎症累及腹膜所致。

腹壁紧张度减低：见于慢性消耗性疾病或大量放腹水后及经产妇或老年体弱、脱水的患者。

2）压痛及反跳痛：注意检查上腹压痛、脐部压痛、下腹压痛，并考虑引起腹部压痛的可能脏器及病变。

阑尾点：位于右髂前上棘与脐部所连直线的外1/3与内2/3交界处。方法：以一个或两、三个手指逐渐按压，细致触摸腹部深在病变部位，以明确压痛的局限部位。

检查反跳痛时，可在深压的基础上稍停片刻，待压痛感觉趋于稳定后，迅速将手松开，询问被检查者是否感觉疼痛加重并观察面部是否出现痛苦表情或呻吟，反跳痛代表腹部病变累及壁腹膜，见于急、慢性腹膜炎。

3）腹部肿块：检查肿块的部位、大小、表面状态、硬度、压痛、运动度、边缘状态、搏动性，与邻近脏器的关系。

4）肝脏触诊：肝脏触诊时，除须保持腹壁放松外，应嘱被检查者做深而均匀的腹式呼吸以使肝脏随膈肌运动而上下移动。可用单手或双手触诊。①单手触诊：检查者将右手平置于右锁骨中线上，自叩诊肝浊音界之下2～3cm开始，或自髂前上棘平面开始，四指并拢，掌指关节伸直，示指前端的桡侧与肋缘平行或示指与中指的指端指向肋缘，逐渐向上，嘱被检查者做较深而均匀的腹式呼吸，右手指紧贴腹壁稍加压力，随腹壁的呼吸运动而起落。深吸气时腹壁隆起，触诊的手稍落后于腹壁随之抬起，并以指端向前上迎触随膈肌下移的肝缘；呼气时，腹壁松弛下陷，触诊的手应及时下按，此时为再一次触诊肝下缘的有利时机。如此反复，自下而上逐渐向肋缘方向滑动，直达肋弓或手指触及肝脏的下缘为止，经复查后如已触及肝下缘，则应继续向两侧移动检查，以确定整个肝下界的位置。以同样的方法于前正中线上触诊肝左叶并记录。②双手触诊：双手触诊时检查者右手位置同单手触诊法，同时将左手手掌置于被检查者右腰部，将肝脏向上托起，拇指张开置于右季肋部，限制右下胸扩张以增加膈肌下移的幅度，进而使吸气时下移的肝脏更易被触及。

注意：①最敏感的触诊部位是示指前端的桡侧，应以此处触诊肝脏；②触诊肝脏需密切配合呼吸动作，于吸气时手指上抬速度一定要落后于腹壁的抬起，而呼气时手指应在腹壁下陷前提前下压，这样就可能有两次机会触到肝缘；③肝脏巨大时，手指可能自始即在肝脏上面，故触不到肝缘，应下移初始触诊的部位自髂前上棘或更低的平面开始。

检查内容：①大小：记录肝脏在右锁骨中线肋弓下（简称肋下，通常在平静吸气状态测量）及剑突下大小，以厘米表示。②质地：质软、质韧和质硬。③表面状态：光滑、结节感及结节大小。④边缘状态：规则或不规则、锐利、圆钝、清楚或不清楚等。⑤压痛：轻度、中度、明显压痛或无压痛。

临床意义：①正常人一般扪不到肝脏，儿童及少数成年人可扪及，但其下缘于深吸气末肋下小于1厘米、质软、无压痛。②肝脏肿大：弥漫性肝肿大见于肝炎、肝淤血、脂肪肝、白血病、血吸虫病等，局限性肝肿大见于肝脓肿、肝肿瘤及肝囊肿等。③肝脏缩小：见于急性和亚急性重型肝炎、门脉性肝硬化晚期。

5）脾脏触诊：可用单手或双手触诊。①单手触诊：被检查者取平卧位，手法同肝脏检查。②双手触诊：被检查者仰卧，屈膝屈髋，检查者位于被检查者右侧，左手绕过被检查者腹前方，手掌置于被检查者左腰部（左胸下部第9～11肋处），将脾脏由后向前托起并限制胸廓运动，用右手掌平置于脐部，与肋弓大致呈垂直方向，如同肝脏触诊，配合呼吸，迎触脾脏，直至触及脾缘或左肋缘。如平卧位不能触及脾脏时，可让被检查者改为右侧卧位，右下肢伸直，左下肢屈髋屈膝，有利于发现轻度肿大脾脏。

检查：应注意其大小、边缘、切迹、硬度、有无压痛及表面状态。记录左锁骨中线肋缘下脾脏的大小（图6－4）。正常脾脏不能触及。脾肿大见于败血症、伤寒、肝硬化、白血病及淋巴瘤等。

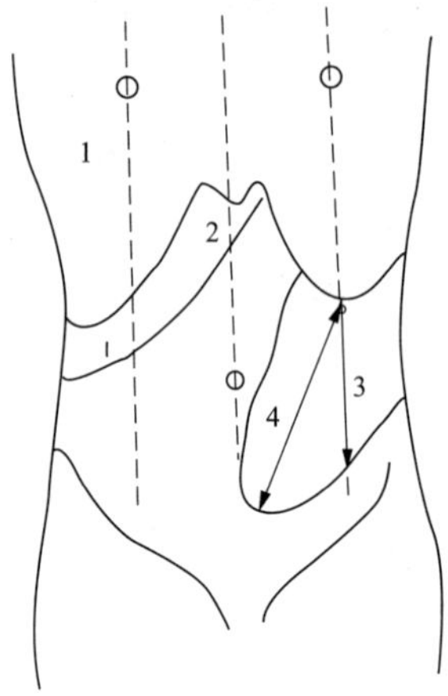

图6－4　脾脏肿大的测量

1. 右锁骨中线；2. 剑突；3. 左锁骨中线上自肋弓至脾脏下缘；
4. 从左锁骨中线与肋弓的交叉点到脾的最远点

6）胆囊触诊：单手滑动触诊法、钩指触诊法均可。正常人胆囊不能被触及。胆囊肿大时，在右上腹部腹直肌外缘与肋缘交界处触到卵圆形或梨形柔软肿块，随呼吸运动上下移动，常有压痛。胆囊肿大呈囊性感，有明显压痛，见于急性胆囊炎。胆囊肿大呈囊性感，无压痛，见于壶腹周围癌。有实性感且伴轻度压痛，见于胆囊结石或胆囊癌。

胆囊触诊时检查者以左手掌平放于被检查者右肋缘部位，拇指指腹以中等压力勾压于胆囊点处（右肋缘与腹直肌外缘交界处），然后嘱被检查者缓慢深吸气，在吸气过程中发炎的胆囊下移时碰到用力按压的拇指，即可引起疼痛，此为胆囊触痛，如因剧烈疼痛而致吸气中止称墨菲征（Murphy's sign）阳性，否则为阴性。

7）肾脏触诊：卧位触诊右肾时，嘱被检查者两腿屈曲并做较深腹式呼吸。检查者立于其右侧，以左手掌托起其右腰部，右手掌平放在右上腹部，手指方向大致平行于右肋缘进行深部触诊右肾，于患者吸气时双手夹触肾脏。如触到光滑钝圆的脏器，呈实体样感觉，可能为肾下极，如能在双手间握住更大部分，则略能感知其蚕豆状外形，握住时患者常有酸痛或类似恶心的不适感。触诊左肾时，左手越过患者腹前方从后面托起左腰部，右手掌横置于患者左上腹部，依前法双手触诊左肾。

正常人肾脏一般不易触及，有时可触到右肾下极。身材瘦长者，肾下垂、游走肾或肾脏代偿性增大时，肾脏较易触到。在深吸气时能触到1/2以上的肾脏即为肾下垂。下垂的肾脏可随呼吸而上下移动。如肾下垂明显并能在腹腔各个方向移动时称为游走肾。

肾脏叩击痛：被检查者取坐位或侧卧位，检查者以左手掌平放于被检查者肋脊角处，右手握拳由轻到中等的力量叩击左手背。正常时肋脊角处无叩击痛，当有肾炎、肾盂肾炎、肾结石、肾结核及肾周围炎时，肾区有不同程度的叩击痛。

8）液波震颤：被检查者平卧，检查者一手掌贴于被检查者腹壁的一侧，另一手手指轻轻叩击对侧腹壁，如腹内有较多腹水存在，贴于腹壁的手掌则有水波冲击感。注意与腹壁脂肪过多者区分：可请他人将手掌的尺侧轻轻压在被检查者脐部腹中线处，防止腹壁本身的震动传至对侧，此时水波感消失，而腹水者水波感仍存在。

五、实训作业

实训后练习检查正常腹部10人次，并填写腹部检查评估报告。（注意仍按视、触、叩、听的顺序记录）

腹部检查评估报告

视诊

腹部外形：□正常 □膨隆 □凹陷

腹壁情况：皮疹 色素 腹纹 瘢痕 疝 脐部 腹部体毛 腹股沟

腹壁静脉：□不明显 □明显（描述血流方向：________________）

呼吸运动：□正常 □腹式呼吸增强 □腹式呼吸减弱 □腹式呼吸消失

胃肠型：□不可见 □可见（描述：________________）

蠕动波：□不可见 □可见（描述：________________）

上腹部搏动：□不可见 □可见（描述：________________）

触诊

腹肌紧张：□无 □有（描述：________________）

可触及包块：□无 □有（描述：________________）

压痛：□无 □有（描述：________________）

肝大：□无 □有（描述：________________）

脾大：□无 □有（描述：________________）

胆囊触痛：□无 □有 □Murphy 征

肾脏：□未触及 □可触及（描述：________________）

阑尾：□无压痛 □压痛 □反跳痛

腹部波动感：□无 □有

叩诊

肝浊音界：□正常 □上移 □下移 □扩大 □缩小

（描述：________________）

肾区叩击痛：□无 □有

移动性浊音：□阴性 □阳性

膀胱：□空虚 □充盈

听诊

振水音：□无 □有

肠鸣音：______次/分 □正常 □活跃 □亢进 □减弱 □消失

血管杂音：□无 □有（描述：________________）

摩擦音：□无 □有（描述：________________）

签名：

日期：

实训六　脊柱、四肢及神经系统检查评估

一、实训目标

1. 通过本次实训，能够进行脊柱及四肢的检查评估。
2. 能够完成临床常用的浅反射与深反射的检查。
3. 熟悉病理反射、脑膜刺激征检查。

二、实训安排及时间分配

1. 课前教师讲解及示范	40 分钟
2. 学生两人一组互相检查	90 分钟
3. 教师抽查学生掌握情况	30 分钟
4. 师生交流总结	20 分钟

三、实训器材

叩诊锤、针头、棉签、音叉。

四、实训内容

（一）脊柱检查

1. 脊柱弯曲度　从被检查者背后观察躯干是否对称，注意脊柱有无异常弯曲及畸形（前凸、后凸、侧凸）。检查时可用手指沿脊椎棘突，以适当压力（不使被检查者感到疼痛）自上向下划过，划压后皮肤上出现一条红线，以此观察脊柱有无侧弯。

正常人脊柱有四个生理性弯曲，即颈椎稍向前凸，胸椎稍向后凸，腰椎有较明显前凸，骶椎有较大幅度后凸。

2. 脊椎压痛与叩击痛

（1）脊椎压痛：用右手拇指自上而下逐个按压脊椎棘突，观察有无压痛。脊椎出现压痛提示病变存在。

（2）脊椎叩击痛：被检查者取端坐位，检查者左手掌面放在被检查者头顶，右手半握拳，以小鱼际肌部叩击左手，观察被检查者有无叩痛。或以叩诊锤或手指直接叩击各个脊椎棘突。正常脊椎无叩击痛，脊椎有病变时，在病变部位可出现叩击痛。

3. 脊柱活动度　嘱被检查者作颈椎段和腰椎段的前屈、后伸、左右侧弯、旋转等动作，以观察脊柱的活动情况，注意是否有活动受限现象。

（二）四肢检查

注意双侧上下肢是否对称（长度、周径、皮肤色泽、痛觉、触觉、温度觉和位置觉）；

有无畸形或肿胀，有无肢体瘫痪、肌肉萎缩、手指震颤、杵状指、反甲，发绀和水肿等；测试四肢肌力和各关节运动。

1. 上肢

（1）指关节运动：爪状、握拳、张开、拇指对掌运动。

（2）腕关节运动：背伸、掌曲、合掌、两腕背伸。

（3）肘关节：一手握被检者前臂使其屈肘，另一手拇指和其余四指触摸鹰嘴、髁上突和其余组织。被检者主动屈肘，并对抗阻力主动屈肘，两侧对比肌力。

（4）肩关节：视肩关节外形，触肩关节及其周围，嘱被检者双手绕头顶触摸对侧耳朵（肩关节前屈、外展及外旋运动）。

2. 下肢

（1）足：①位置觉：嘱被检查者闭眼状态下说出被检足趾位置。②运动：足底内翻、外翻，伸趾、屈趾。

（2）膝关节：①屈曲运动：主动和被动屈膝，观察活动范围。②浮髌试验：一手压迫髌上囊，另一手拇指和其余手指分别固定关节下方两侧，用示指反复按压髌骨数次。如压下时有髌骨与关节面碰触感，放开时有髌骨随手浮起感为阳性。膝关节积液的重要体征。

（3）髋关节旋转运动：膝髋先屈曲 90°，向外旋转为髋关节内旋、向内旋转为髋关节外旋。

肌力：对抗阻力屈髋、伸膝，并进行双侧对比。

（三）神经反射检查

1. 浅反射

（1）角膜反射：嘱被检查者睁眼向内侧注视，以捻成细束的棉絮从患者视野外接近并轻触外侧角膜，避免触及睫毛，正常反应为被刺激侧迅速闭眼和对侧也出现眼睑闭合反应，前者称为直接角膜反射，后者称为间接角膜反射（反射中枢：脑桥）。

（2）腹壁反射：被检查者仰卧，使腹壁完全松弛，用较尖锐的器具（如竹签）分别在两侧上、中、下腹壁上自外向内轻轻划过。腹壁反射存在时，可看到该处腹壁肌肉收缩（反射中枢：胸髓 7～12 节段）。正常人腹壁反射均可引出，但若腹壁过于松弛（老人、经产妇），过于肥胖或腹部膨胀时，可消失。

（3）提睾反射：用竹签轻划大腿内侧上方的皮肤，同侧的提睾肌即收缩，使睾丸上提，正常男性提睾反射均可引出（反射中枢：腰髓 1～2 节段）。

2. 深反射

（1）肱二头肌反射：使被检查者的上肢于肘部屈曲，并使前臂稍内旋，检查者以左拇指置于患者的二头肌腱上，用叩诊锤叩打检查者的左拇指，反应为二头肌收缩，表现为前臂呈快速的屈曲运动（反射中枢，颈髓 5～6 节段）。

（2）肱三头肌反射：使患者的上肢于肘部屈曲，检查者托住其前臂及肘关节。用叩诊锤叩打尺骨鹰嘴的上方 1.5～2cm 处（三头肌附着部），反应为三头肌收缩，表现为前臂的伸展运动（反射中枢：颈髓 7～8 节段）。

（3）膝腱反射：被检查者取坐位，小腿自然下垂，或取仰卧位，检查者用左手在被检查者腘窝部托起下肢，使髋、膝关节稍屈曲，用叩诊锤叩击髌骨下方股四头肌肌腱。反应为四头肌收缩，表现为小腿伸展（反射中枢：腰髓 2～4 节段）。

（4）跟腱反射：使被检查者取仰卧位，膝半屈，下肢外展及外旋，检查者用手扶被检查者的脚趾稍向背屈，用叩诊锤叩打跟腱，反应为腓肠肌收缩，表现为足向跖面屈曲（反射中枢：骶髓 1～2 节段）。

（5）阵挛：当深反射高度亢进，如突然强力牵引肌腱可引起肌肉的节律性收缩称为阵挛。

1）髌阵挛（patella clonus）：受检者仰卧，下肢伸直，检查者用拇指与示指按握髌骨上缘，用力迅速向下（远端）推动髌骨数次并维持一定推力，如出现股四头肌节律性收缩，髌骨呈上下持续性运动即为阳性。

2）踝阵挛（ankle clonus）：受检者仰卧，髋及膝关节处屈曲位，检查者一手托受检者小腿，另一手握其足远端，快速推足使踝关节背屈并保持一定推力，踝关节出现节律性屈伸运动即为阳性。一般见于锥体束损伤。也可见于中枢神经系兴奋性亢进。

3. 病理反射

（1）巴彬斯基（Babinski）征：用竹签或叩诊锤柄的尖端，由足跟开始沿足底外侧向前轻划，至小趾跟部再转向踇趾侧，正常时反应为踇趾及其他四趾跖屈，如表现为踇趾背曲，其余四趾呈扇形展开，即为巴彬斯基征阳性，此征见于锥体束疾患，亦可在意识不清或深睡时出现。

（2）奥本海姆（Oppenhiem）征：检查者用拇指及示指沿被检查者胫骨前缘用力由上向下推动，如踇趾背曲、四趾展开者为阳性。

（3）戈尔登（Gordon）征：检查者握挤被检查者腓肠肌，有巴彬斯基征反应者为阳性。

（4）霍夫曼（Hoffmann）征：检查者用左手握住被检查者前臂近腕关节处，右手示指和中指夹住其中指，并向前上方提拉，再用拇指的指甲急速弹刮被检查者中指的指甲，如有拇指屈曲内收，其余手指末节有屈曲动作，即为阳性反应。

4. 脑膜刺激征

（1）颈部阻力：被检查者取仰卧位，去枕，检查者以手托扶其枕部作被动屈颈动作以测试颈肌抵抗力，若颈部有明显的抵抗感，称为颈强直。

（2）克尼格（Kernig）征：被检查者取仰卧位，使其一侧髋关节和膝关节屈曲成直角，然后用手抬高被检查者小腿，若在 135°以内出现抵抗感，并有疼痛和屈肌痉挛，即为克尼格征阳性。

（3）布鲁津斯基（Brudzinski）征：被检查者取仰卧位，两下肢自然伸直，检查者一手置于被检查者胸前，以维持胸部位置不变，另一手托其枕部使头部前屈，若膝关节与髋关节有反射性屈曲者即为阳性。

5. Lasègue 征　神经根受刺激的表现。被检者仰卧，双下肢伸直，检查者一手置于膝关节上使下肢维持伸直位，同时另一只手将下肢尽量上抬。若在 30°以内出现由上而下的放射性疼痛即为阳性，见于坐骨神经痛、腰椎间盘突出或腰骶神经根炎等。正常人下肢可抬高≥70°。

6. 共济运动

（1）指鼻试验：受检者前臂外旋、伸直，用示指触自己鼻尖，先慢后快，先睁眼后闭眼，重复上述动作。正常人动作准确。共济失调者动作常失误。

（2）指指试验：受检者伸直示指、屈肘，然后伸直前臂以示指触碰对面检查者的示指，先睁眼后闭眼，重复上述动作。正常人动作准确。如总偏向一侧，提示该侧小脑或迷路病变。

（3）轮替动作：受检者伸直手掌并反复做快速旋前、旋后动作。共济失调者动作缓慢，不协调。

（4）跟－膝－胫试验：受检者仰卧，先抬起一侧下肢，然后将足跟置于另一侧膝部下端，并沿胫骨徐徐滑下至足背。共济失调者动作失误或不稳。

（5）Romberg 征：又称闭目难立征。嘱受检者直立，两臂前伸，双足并拢，然后闭目，如出现身体摇晃或倾斜为阳性。闭眼时不稳睁眼能立稳提示双下肢深感觉障碍，为感觉性共济失调。闭、睁目皆不稳提示小脑蚓部病变。

五、实训作业

脊柱、四肢及神经反射检查实训报告

（一）脊柱检查

弯曲度：颈曲________ 胸曲________ 腰曲________ 骶曲________

前凸__________后凸______________侧凸______________

压痛：__________________叩击痛：______________

活动度：前屈____________后伸__________侧弯__________旋转 ________

（二）四肢检查

畸形：__________肿胀：__________ 强直或瘫痪：__________肌肉萎缩：________

手指震颤：__________杵状指：________反甲：__________水肿：__________

（三）神经反射检查

1. 浅反射及深反射

	浅反射			深反射			
反射	角膜	腹壁	提睾	肱二头肌	肱三头肌	膝腱	跟腱
左							
右							

2. 病理反射检查

巴彬斯基征 ：

奥本海姆征：

戈尔登征：

霍夫曼征：

3. 脑膜刺激征检查

颈部阻力：

克尼格征：

布鲁津斯基征：

签　名：

日　期：

实训七　阳性体征一

全身一般状况及头颈、胸部阳性体征

一、实训目标

1. 通过本次实训，能够正确使用听诊器听诊并明确其注意事项。
2. 能够辨别三种呼吸音的特点并清楚正常肺泡呼吸音的分布。
3. 能够辨别干性及湿性啰音并知道其代表的临床意义。
4. 了解全身及头、颈、胸、肺部常见阳性体征的特点及其临床意义。

二、实训安排及时间分配

1. 实训前教师讲解并示范	30分钟
2. 学生两人为一组互相练习听诊	20分钟
3. 学生听诊模型	30分钟
4. 看视频、教师带同学进病房实训	80分钟
5. 师生交流总结	20分钟

三、实训器材

听诊器、直尺、手电筒。

四、实训内容

（一）评估注意事项

1. 要求诊查室内环境安静，无噪音，温度20～24℃、湿度45%～65%，保持手部及听诊器的胸件在使用前温度适宜，可避免因寒冷刺激诱发肌肉震颤而影响听诊。

2. 被检查者取舒适坐位或卧位，适当暴露检查部位注意保护隐私。

3. 检查者要在被检查者右侧采取舒适体位体检，手执听诊器的胸端，紧贴于听诊部位，以避免缝隙漏气或因摩擦而产生杂音，且不可用力过度以致被检查者感觉痛苦，或因皮肤肌肉紧张影响声音传导。

4. 检查者需集中注意力听取检查器官所发出的声音，同时排除外来的杂音。

5. 关心体贴被检查者，检查顺序由前到后，以避免过多翻动被检查者。

（二）听诊法

临床多采用间接听诊法，即利用听诊器听诊。听诊时，应将弯曲金属管的凹面向前，将耳件置于两耳外耳道，钟型胸件适用于在小区域检查及听取低调杂音，膜型胸件适于听取深部病变及高音调杂音。

（三）肺部听诊

1. 方法

（1）嘱被检查者微张口做自然均匀呼吸，必要时做较深呼吸或咳嗽数声后立即听诊，有利于分辨呼吸音与心音或其他杂音。

（2）听诊顺序一般从肺尖开始，自上而下，由前胸到侧胸，最后背面。要求同时在两侧上下、左右对称部位进行比较。

（3）听诊部位：前胸部左右两侧在锁骨上窝，锁骨中线上、中、下部，腋前线左右两侧，上、下部和腋中线左右两侧上、下部，共16个听诊部位。背部听诊为左右两侧腋后线上、下部，肩胛间区上、下部，肩胛下区内、外部，共12个部位。根据需要在某一部位可多听几个点。

2. 内容

（1）呼吸音：应熟悉三种呼吸音的特点。听诊时，注意声音性质及吸气期声音的强弱、音调的高低及时相的长短。

1）支气管呼吸音：为呼吸气流在主气管、声门、气管形成湍流的声音，声音如抬舌后经口腔呼气时所发出“哈”的声音。支气管呼吸音音调高，音响强，呼气与吸气相比，音响较强，音调较高，时相也较长。

正常人在喉部、胸骨上窝、背部第6、7颈椎及第1、2胸椎附近都可闻及。

2）肺泡呼吸音：为呼吸气流在细支气管和肺泡内进出所致，如一种叹息样的声音或似刮微风样呈“夫”声，音调较低。吸气时相较长，音响较强，音调较高。呼气时相较吸气为短，音响较弱，音调较低。吸气与呼气时间之比约为5∶2。正常人除在支气管呼吸音的部位和支气管肺泡呼吸音的部位外，大部分肺部都可听到肺泡呼吸音。

3）支气管肺泡呼吸音：是兼有支气管呼吸音与肺泡呼吸音特点的混合性呼吸音。吸气音的性质似肺泡呼吸音，但音调较高，音响较强；呼气音的性质似支气管呼吸音，但音调稍低，强度稍弱，时相较短。吸气与呼气的音调、强度和时间几乎相等。正常时在胸骨两侧第1、2肋间隙，肩胛间区第3、4胸椎水平，右锁骨上下窝及肺尖前后部可听到支气管肺泡呼吸音。

（2）啰音：呼吸音以外的附加音，因性质不同可分为干啰音和湿啰音两种。

1）干啰音：①高调干啰音：音调较高，又称哨笛音，用力呼气时音质呈上升性、带乐性的附加呼吸音。②低调干啰音：音调低，又称鼾声、呻吟声，吸气与呼气均可听到，一般于呼气时较明显。③干啰音的强度和性质有易变、多变的特点，如出现或消失，增多或减少，增强或减弱，部位常不固定。④发生在主支气管以上大气道的干啰音，有时不用听诊器也可听到，称之喘鸣。

2）湿啰音：吸气时气体通过呼吸道内的稀薄分泌物产生的声音，又称水泡音。听诊特点：①是呼吸音以外的附加音。②断续而短暂，呈一连串不连续的水泡破裂音。③在吸气终末明显，少数可出现于呼气早期。④部位固定（由于重力关系，多在肺底听到），性质不易变。⑤中、小水泡音可同时存在。⑥咳嗽后可减轻或消失。肺部局限性湿啰音，提示局部病变，如肺炎、支气管扩张等。

（3）语音共振：检查时嘱被检查者用一般的声调重复发出“Yi”的长音。是喉部发音产生的振动经气管、支气管、肺泡传至胸壁用听诊器闻及的声音。正常情况下，听到的语音共振并非响亮清晰，音节也含糊难辨。

（4）胸膜摩擦音：胸膜发生炎症、胸膜高度干燥、胸膜原发性或继发性肿瘤等，胸膜表面粗糙，以致在呼吸运动时可听到脏层和壁层胸膜表面相互摩擦的声音。声音轻者柔和细微，如丝织物摩擦；重者粗糙，如搓皮革、握雪样的断续而浅表的声响。声音在呼气与吸气时均可听到，在呼气开始吸气末较明显。多见于肺移动度较大部位，如前下侧胸壁。

（四）学生听诊模型

主要内容：啰音、胸膜摩擦音。

（五）实验室看视频、教师带学生进病房

见习全身、头、颈、胸、肺部阳性体征。

（六）实训报告

五、实训作业

1. 填写实训报告。
2. 评估各综合病症特点，试述其形成机制。

实训八　阳性体征二

心脏、腹部、神经系统阳性体征

一、实训目标

1. 通过本次实训，能够熟练进行心脏听诊，明确心脏5个瓣膜听诊区的部位与听诊顺序。

2. 能够识别正常的第1、2心音。

3. 能够正确进行心脏的听诊，辨别异常的心率、心律及异常心音，知道其临床意义。

4. 了解心脏、腹部、神经系统常见阳性体征的特点及其临床意义。

二、实训安排与时间分配

1. 教师讲解	15分钟
2. 同学分组练习	15分钟
3. 模型视、触、叩、听诊	30分钟
4. 观看视频、到病房实训病理征	100分钟
5. 师生交流总结	20分钟

三、实训器材

听诊器（膜型及钟型胸件）、血压计、教学模型。

四、实训内容

（一）听诊

1. 听诊评估要求

（1）要求环境安静、温度20～24℃、相对湿度45%～65%，保持手部及听诊器的胸件在使用前温度适宜；检查者在患者右侧集中精力听心音，排除呼吸音、胃肠蠕动音干扰。

（2）听诊器胸件选择

高音调杂音——膜型体件，听诊时应紧贴胸壁。

低音调杂音——钟型体件，听诊时紧放在胸壁上，勿加压。

（3）体位：被检查者取坐位前倾，或仰卧位，平卧位、左侧卧位。

2. 听诊部位　传统的心脏瓣膜听诊区分为四个瓣膜五个区。

二尖瓣区：心尖区，位于心尖搏动最强点，胸骨左缘第5肋间锁骨中线内侧。

三尖瓣区：胸骨体下端左缘近剑突，胸骨左缘第4、5肋间。

肺动脉瓣区：胸骨左缘第2肋间隙。

主动脉瓣区：胸骨右缘第2肋间隙。

主动脉瓣第二听诊区：胸骨左缘第3、4肋间（又称Erb区）。

3. 听诊顺序　心尖区→肺动脉瓣区→主动脉瓣区→主动脉瓣第二听诊区→三尖瓣区。以逆时针方向进行。

4. 听诊内容　包括心率、心律、异常心音、心脏杂音、心包摩擦音。

（1）心率（HR）：以听诊器在心尖区听取第1心音计数。正常成人为60～100次/分钟；HR＞100次/分钟，婴幼儿HR＞150次/分钟为窦性心动过速；HR＜60次/分钟为窦性心动过缓。

（2）心律：是心脏跳动节律，正常成人心脏跳动是规整的。青年和儿童的心律在吸气时可增快，呼气时可减慢。异常有窦性心律不齐、过早搏动、心房颤动、心脏传导阻滞等。

（3）心音：包括第1心音（S_1）、第2心音（S_2）、第3心音（S_3）、第4心音（S_4）。正常S_1、S_2心音均可闻及。

正常第1、2、3心音特点见表8－1。

表8－1　正常第1心音、第2心音、第3心音（仅见于儿童及青少年）特点

	S_1	S_2	S_3
机制	心室收缩房室瓣关闭	半月瓣关闭	室壁与腱索震颤
时期	收缩期开始	舒张期开始	心室舒张早期
音调	低钝，强度较响	频率高而清脆	较弱且低
所占时间	持续约0.1秒	持续约0.08秒	持续约0.04秒
S_1、S_2间隔	S_1与S_2间隔较短	S_2与下一心动周期S_1间隔较长	/
与心尖波动关系	同时出现	搏动之后出现	发生在S_2之后
听诊最清楚部位	胸骨左缘第5肋间锁骨中线内侧	胸骨左右缘第二肋间隙	心尖部或内上方

注意心音强度改变，包括生理性及病理性（表8－2）。

注意心音性质改变：

钟摆律（pendulum rhythm）：S_1失去原有低钝性音调，而与S_2相似，极似钟摆滴答“di da”声，称钟摆律，是急性心肌炎、心力衰竭、心肌梗死的重要体征之一。如同时伴有心动过速，酷似胎儿心音，又称胎心律（embryocardia）。

心音分裂（splltting of heart sounds）：注意听诊部位、体位及呼吸影响。

第1心音分裂：二尖瓣和三尖瓣关闭相差0.04秒以上不同步，见于右束支传导阻滞、右心衰竭、肺动脉高压、三尖瓣低位。患者取坐位在胸骨左缘或胸骨下端第4、5肋间听诊。

第2心音分裂：主动脉瓣和肺动脉瓣的关闭明显不同步，通常分裂在吸气时明显，见于右束支传导阻滞、二尖瓣狭窄或关闭不全、房间隔缺损。分为通常性分裂（又称宽分裂，wide splitting）、固定性分裂（fixed splitting）和反常分裂（reversed splitting）。患者取仰卧位分别在主动脉瓣区和肺动脉瓣区听诊。

额外心音（extra cardiac sound）：指在 S_1、S_2 两个心音以外的附加心音。常见的有生理性 S_3、舒张早晚期奔马律、二尖瓣开放拍击音、心包叩击音、收缩期喀喇音、人工瓣膜音等。临床常见额外心音的区别见表8－3。

表8－2　心音强度改变评估

部　位	性　质	机　制	疾　病
心尖部	S_1 增强	心室肌收缩力增强	高热、甲状腺功能亢进、贫血
		左心室充盈减慢或减少	二尖瓣狭窄
		心房心室同时收缩	完全性房室传导阻滞
	S_1 减弱	心肌收缩力减弱	心肌炎、心肌病、心力衰竭
		左心室舒张时过度充盈	二尖瓣关闭不全、心电图P－R期延长
		瓣膜损害致关闭障碍	风湿性炎症引起瓣膜病变
	S_1 强弱不等	心房颤动、完全性房室传导阻滞	
主动脉瓣区	S_2 增强	主动脉内压增高	高血压、动脉粥样硬化
	S_2 减弱	主动脉内压降低	低血压、主动脉瓣狭窄或关闭不全
肺动脉瓣区	S_2 增强	肺动脉高压	肺心病、动脉导管未闭，二尖瓣狭窄伴肺动脉高压
	S_2 减弱	肺动脉内压降低	肺动脉瓣狭窄

表8－3　常见额外心音的区别

鉴别点	第3心音	舒张期奔马律	二尖瓣开放拍击音	第2心音分裂
最响部位	心尖部或其内上方	心尖部或其内上方	心尖部与胸骨左缘之间的第3、4肋间隙	肺动脉瓣区
最响体位	左侧卧位或仰卧位	仰卧位或左侧卧位	仰卧位或坐位	仰卧位或坐位
声音性质	音较弱而钝，低音调	音调低强度弱	音调高而清脆	音短促，音调较高，两音相同
心率	≤100次/分钟	＞100次/分钟		
出现时间与第2心音时距	舒张早期0.12～0.18秒，较近	第二心音后0.12～0.18秒，较远	舒张早期约0.07秒	舒张早期的开始，分裂间隔为0.03～0.05秒
呼吸影响	呼气末最清楚	呼气末较响	呼气末最响	呼气末最响
临床意义	健康儿童及青少年、二尖瓣关闭不全	器质性心脏病	器质性二尖瓣狭窄	健康儿童及青少年、肺动脉高压症

（二）观看视频及病房实训

了解心脏扩大、腹水、肝脏肿大、神经反射异常等临床常见阳性体征的特点及其临床意义。

五、实训作业

思考题

1. 如何对常见心脏、腹部、神经系统阳性体征的特点进行综合评估？试述其产生机制。
2. 在心脏听诊时，如何正确选择听诊器的胸件？

实训九　心电图检查

一、实训目标

1. 通过教师示教学习心电图的描记方法，能够完成心电图的描记。

2. 能够明确正常心电图的各波图像与正常值。

3. 能够按照正确步骤进行心电图各波段的波形测量与分析，并根据分析结果书写心电图正式报告。

二、实训安排及时间分配

1. 教师进行心电图机操作示教	30 分钟
2. 学生进行心电图描记	60 分钟
3. 分析心电图，写出心电图报告	60 分钟
4. 师生交流总结	30 分钟

三、实训器材

心电图机若干台，分规、正常心电图、心电图报告单。

四、实训内容

（一）常规心电图描记

1. 环境要求　室内保持温度不低于18℃，以避免因寒冷而引起的肌电干扰。心电图机旁不要摆放其他电器，以免引起干扰。

2. 准备工作

（1）检查前确保心电图机性能合格。

（2）使用交流电源的心电图机必须接可靠的地线。

（3）检查床的宽度不窄于80cm，以免肢体紧张而引起肌电干扰。

（4）对初次接受心电图检查者，必须事先做好解释工作，消除紧张心理。

（5）除急症外，一般情况下要求受检者平静休息5分钟后接受检查，避免饱餐或吸烟后检查。

（6）嘱受检者解开上衣，取仰卧位，四肢放松，平稳呼吸。

（7）避免受检者的四肢接触铁床、墙壁或地，以及与他人发生皮肤接触。

3. 皮肤处理

（1）若放置电极部位的皮肤有污垢或毛发过多，则应预先清洁皮肤或剃毛。可用乙醇擦净皮肤上的油脂，以消除皮肤阻力，减少伪差。

（2）在人体放置电极处涂抹导电膏或生理盐水、乙醇、清水。但尽可能避免用生理盐水、乙醇或清水代替导电膏，因为这三种处理方法使皮肤接触阻抗较大，极化电位很不稳定，易引起基线漂移或其他伪差。

4. 电极放置 按常规心电图连接方式放置电极，连接导联。

（1）肢体导联：上肢电极板固定于腕关节内侧上方 3cm 处；下肢电极板固定于内踝上方。肢体导联线较长，末端接电极板处有颜色标记或英文缩写：红色（R）端电极接右上肢；黄色（L）端电极接左上肢；绿色（F）端电极接左下肢；黑色（N）端电极接右下肢。此连接形成了Ⅰ、Ⅱ、Ⅲ、aVR、aVL、aVF 导联方式。

（2）胸导联：导联线末端接电极处有不同颜色以区别各导联。颜色排列依次为红（V_1）、黄（V_2）、绿（V_3）、褐（V_4）、黑（V_5）、紫（V_6），分别代表 C_1、C_2、C_3、C_4、C_5、C_6导联，C_1 ~ C_6通常代表 V_1 ~ V_6导联，亦可代表任意胸前导联，关键取决于其电极安放的位置（表 9 - 1）。

5. 描记心电图

（1）接通电源及地线（使用蓄电池或充电电源时，可不用地线）。如有交流电干扰，可按下抗交流电干扰键（HUM），尽量避免使用该键或同时使用去肌颤滤波（EMG），因可使心电图波幅下降 15% 以上，导致心电图波形失真。

（2）常规记录走纸速度一般选择 25mm/s，标准灵敏度 1mV = 10mm（即增益，指输入 1mV 电压时，描笔偏转幅度 10mm）。记录过程中，若发现某些导联心电图电压太高或太低，可通过调整灵敏度来记录合格的心电图（如选择灵敏度 1mV = 5mm，可降低电压；灵敏度 1mV = 20mm，可增加电压）。

（3）常规记录 12 导联。若怀疑右位心或急性心肌梗死等病变者应加做相应导联。

（4）用手动方式记录心电图时，每次切换导联后，必须等到基线稳定后再启动记录纸，一般每导联描记 3 ~ 5 个心动周期，每人次大约记录 1 分钟。

（5）有心律失常时可按需要延长记录时间，一般选Ⅱ、V_1导联。

（6）记录过程中遇基线不稳及干扰时，应检查导联线与心电图机的连接或电极是否松脱。

（7）描记结束后，关闭电源开关。

（8）在描记好的心电图纸上注明受检者的姓名、性别、年龄及记录时间（年、月、日、小时，甚至分钟）等，同时标记各导联。

表 9 - 1 心电图常规导联电极位置

肢导联	正极位置	负极位置	胸导联	正极位置	负极位置
Ⅰ	左上肢	右下肢	V_1	胸骨右缘第 4 肋间	中心电端
Ⅱ	左下肢	右上肢	V_2	胸骨左缘第 4 肋间	中心电端
Ⅲ	右下肢	左上肢	V_3	V_2 与 V_4 连线的中点	中心电端
aVR	右上肢	左上肢和左下肢	V_4	左锁骨中线与第 5 肋间交点	中心电端
aVL	左上肢	右上肢和左下肢	V_5	左腋前线 V_4 水平处	中心电端
aVF	左下肢	左上肢和右上肢	V_6	左腋中线 V_4 水平处	中心电端

（二）心电图的分析方法与步骤

1. 一般浏览 将各导联按Ⅰ、Ⅱ、Ⅲ、aVR、aVL、aVF及$V_1 \sim V_6$的顺序排列，确认定标电压、走纸速度，有无导联记录或标记错误，判别和排除伪差与干扰。

2. 确定主导心律 根据P波的有无、形态、顺序及与QRS波群的关系，确定基本心律是窦性心律抑或异位心律，并分别测量PP间距或RR间距，计算心房率或心室率。

分析心律，首先要认出P波，应将P波清晰的导联如Ⅱ（或V_1）导联描记得相应长一些，然后根据P波的特点，确定基本心律。例如，P波符合窦性条件，诊断为窦性心律；P波是逆行的，$P'\text{-}R < 0.12$秒，为交界性心律；P波消失，代之以一系列不规则的“f”波，是心房颤动。

3. 分析P波与QRS波群及其相互关系 注意P波与QRS波群的形态、时间、电压变化，并通过P波与QRS波群的出现顺序，PR间期的时间及其是否固定，QT间期，必要时测定V_1、V_5的室壁激动时间等判断有无心脏电位变化或心律异常。

4. 观察ST－T改变及改变类型 主要确定ST段有无移位及移位形态，T波的形态改变，以及出现改变的导联及导联数。

5. 判断心脏的位置 通过心电轴偏移的度数及是否有钟向转位大致判断心脏在胸腔中的位置。

6. 得出结论 根据分析的结果，并结合被检查者的年龄、性别、病史、临床表现、其他检查资料、用药情况以及既往心电图检查资料等，判定心电图是否正常，作出心电图诊断。根据临床需要和心电图诊断的需要，必要时加做某些导联或延长、重复描记，例如，怀疑有右心室肥大时加作V_{3R}，对于心前区疼痛时ST－T异常者，应在20分钟后重复描记，以便证实是否心绞痛发作等。

各导联波段、波形的时程、振幅正常范围，见表9－2。

表9－2 各导联波段、波形的时程、振幅正常范围

波段	项目＼导联	标准导联	加压肢导联	胸导联
P波	方向	Ⅰ 直立 Ⅱ 直立 Ⅲ 可直立、双向、平坦或倒置	aVR 倒置 aVL 直立、双向平坦或倒置 aVF 直立	$V_{1\sim2}$ 直立、双向、平坦或倒置 $V_{3\sim6}$ 直立
	振幅	<0.25mV	<0.20mV	
	时间	≤0.11s		
P－R间期		0.12～0.20s		
Q波	振幅	深度<同导联R波的1/4，aVR例外（呈Qr型）		
	时间	<0.04s		

续表

R 波	振幅	RⅠ<1.5mV RⅡ、RⅢ均<2.0mV	RaVR<0.5mV RaVL<1.2mV RaVF<2.0mV	RV_1<0.7~1.0mV RV_5<2.5mV RV_1+SV_5<1.2mV，RV_5+SV_1<3.5mV（F）或4.0mV（M）
S 波	波形			$V_{1\sim2}$呈 rS 或 QS 型， $V_{3\sim4}$呈 RS 型，$V_{5\sim6}$呈 qRs、Rs、qR 或 R 型
QRS 波	时间	0.06~0.10s		
ST 段	抬高	≤0.1mV	$V_{1\sim2}$≤0.2mV V_3≤0.3mV $V_{4\sim6}$≤0.1mV	
	压低	<0.05mV		
T 波	方向	Ⅰ 直立 Ⅱ 直立 Ⅲ 可直立、双向、平坦或倒置	aVR 倒置 aVL 及 aVF 直立、双向、平坦或倒置	$V_{1\sim2}$直立、双向、平坦或倒置 $V_{3\sim6}$直立
	振幅	大于同导联 R 波的 1/10		
U 波	方向	大体与 T 波一致		
	振幅	0.05~0.20mV		
	时间	0.1s		
Q－T 间期		0.32~0.44s		

五、实训作业

提交正常心电图报告。

心电图号________
门诊号__________
住院号____________

心电图报告单

姓名　　　性别　　　年龄　　　检查日期
科别　　　门诊　　　病室　　　床号　　　报告日期
临床诊断：
节律特征：
心率：　　心房率　　　心室率
P 波：
QRS 波型：Ⅰ　　Ⅱ　　Ⅲ
aVR　　aVL　　aVF
V_1　　V_2　　V_3
V_4　　V_5　　V_6

P－R 间期：
QRS 间期：
Q－T 间期：
电压：

ST 段：
T 波：
U 波：
心电图诊断：

心电位：
电　轴：
转　位：　时针旋转

报告者：

实训十　护理诊断思维与病历书写

一、实训目标

1. 通过本次实训，能够熟练地进行病史采集和体格检查。
2. 能够独立地书写一份符合要求的护理病历。

二、实训安排及时间分配

1. 实训前教师介绍科室情况及本次实训的安排（30 分钟）。
2. 学生进入病房，按照实训前教师从临床收集的典型病人，每 4～6 位同学评估 1 个病人，准备好相关表格。老师提供体温表、血压计、压舌板及软尺等，学生先独立询问及检查，教师可予以适当启发和指导学生完成询问、检查（80 分钟）。
3. 学生以小组为单位分析讨论病例，在讨论基础上，每人书写一份护理病历（50 分钟）。
4. 教师进行总结，指出学生在讨论和书写中存在的问题，提出改进意见（20 分钟）。

三、护理住院病历的书写

入院评估单多以护理理论为指导而设计。下面附的患者入院评估单的格式是参照生理－心理－社会模式设计的，以表格为主、填写为辅。

入院评估单

科室：________　病区：________　床号：________住院号：________

一般资料

姓名：________　性别：□男　□女　年龄：______岁　民族：________　籍贯：________

住址：____　联系电话：______________

入院时间：______________________　入院诊断：__________________

入院类型：□门诊　□急诊　□转入（转出科室____________________）

入院方式：□步行　□扶行　□轮椅　□平车　□担架　□其他__________________

资料来源：□患者　□家属　□其他__________________

可靠程度：□可靠　□基本可靠　□不可靠　记录时间：__________________

健康史

主诉：____

现病史：____

____

____

____

续表

日常生活状况

膳食种类：□普食　□半流质　□流质　□禁食　□鼻饲　□治疗膳食

进食方式：□正常　□鼻饲　□空肠造瘘　□全静脉营养　□其他

食欲：□正常　□增加　□亢进　□下降　□厌食

排尿：□正常　□尿失禁　□尿潴留　□排尿困难　□留置尿管　□其他

排便：□正常　□便秘（1 次/________日；辅助排便：□无　□有）腹泻：（________次/日）

□失禁　□造瘘（能否自理：□能　□否）　□其他

睡眠：□正常　□失眠（药物辅助：□有 □无）

吸烟：□无 □偶吸　大量：________支/日　已抽________年，已戒________年

饮酒：□无 □偶饮　大量：________两/日　已饮________年，已戒________年

药物依赖：□无　□有（药名/剂量：________）

既往史

既往健康状况：□良好　□一般　□较差

既往患病/住院史：□无　□有（描述：________________________________）

传染病史：□无　□有（描述：________________________________）

预防接种史：□无　□有（描述：________________________________）

手术/外伤史：□无　□有（描述：________________________________）

输血史：□无　□有　血型：________　Rh 因子：□阴性　□阳性　□不详

过敏史：□无　□食物（描述：________）　□药物（描述：________）

□其他（描述：________）　□不详

婚姻史：结婚年龄________配偶健康状况：□健在　□患病　□已故　□死因________

生育史：妊娠________次　顺产________胎　流产________胎　早产________胎　死产________胎

月经史：初潮______岁　经期______天　月经周期______天　绝经年龄______岁或末次月经日期______

家族史

父：□健在　□患病　□已故　□死因________

母：□健在　□患病　□已故　□死因________

子女：□健在　□患病　□已故　□死因________

兄弟姐妹：□健在　□患病　□已故　□死因________

系统回顾

头颅五官	呼吸系统	循环系统	消化系统	泌尿生殖系统
□正常/无异常	□正常/无异常	□正常/无异常	□正常/无异常	□正常/无异常
□视力障碍	□咳嗽	□心悸	□食欲减退	□尿频
□耳聋	□咳痰	□活动后气促	□反酸	□尿急
□耳鸣	□咯血	□心前区疼痛	□嗳气	□尿痛
□眩晕	□呼吸困难	□下肢水肿	□恶心	□排尿困难
□鼻出血	□喘息	□晕厥	□呕吐	□尿量异常
□牙痛	□长期低热	□血压升高	□吞咽困难	□血尿
□牙龈出血	□盗汗	□其他	□腹胀	□尿的颜色改变
□声嘶	□消瘦史		□腹痛	□尿失禁
□其他	□胸痛		□腹泻	□颜面水肿
	□其他		□便秘	□腰痛
			□呕血	□其他
			□黑便	
			□黄疸	
			□其他	

续表

内分泌与代谢	造血系统	肌肉骨骼系统	神经系统	精神状态
□正常/无异常 □食欲亢进 □畏寒 □怕热 □多汗 □烦渴 □多尿 □双手震颤 □体重改变 □毛发增多/脱落 □色素沉着 □性功能改变 □其他	□正常/无异常 □乏力 □头晕 □眼花 □皮肤黏膜苍白 □黄疸 □皮肤黏膜出血 □鼻出血 □淋巴结、肝脾大 □骨痛 □其他	□正常/无异常 □关节疼痛 □关节红肿 □关节畸形 □脊柱畸形 □肢体活动障碍 □肌无力 □肌肉萎缩 □其他	□正常/无异常 □头痛 □头晕 □晕厥 □失眠 □意识障碍 □抽搐 □瘫痪 □皮肤感觉异常 □记忆力减退 □语言障碍 □其他	□正常/无异常 □情绪改变 □焦虑 □抑郁 □幻觉 □妄想 □定向力障碍 □智能改变 □其他

心理评估

对自我的看法：□满意 □不满意 □其他______

情绪：□镇静 □易激动 □焦虑 □恐惧 □悲哀 □其他______

对疾病认识：□完全 □部分 □不认识 □未被告知

过去1年内重要生活事件：□无 □有（______）

遇到困难最愿向谁倾诉：□父母 □子女 □其他______

宗教信仰：□无 □佛教 □基督教 □伊斯兰教 □天主教 □其他

社会评估

家庭关系：□和睦 □冷淡 □紧张

婚姻状况：□未婚 □已婚 □离婚 □丧偶 □其他______

居住情况：□独居 □和家人同住 □和亲友同住 □老人院 □其他______

职业状况：□在岗 □下岗 □务农 □无业 □个体经营 □丧失劳动能力

文化程度：□文盲 □小学 □初中 □高中/中专 □大专 □大学及以上

社会交往情况：□正常 □较少 □回避

医疗费用支付形式：□公费 □医疗保险 □自费 □其他______

住院顾虑：□无 □经济负担 □自立能力 □预后 □其他______

体格检查

T：______℃ P：______次/分 R：______次/分 BP：______mmHg 身高：______cm 体重：______kg

全身状态

发育：□正常 □异常（描述：______）

营养：□良好 □中等 □不良

体型：□正常 □肥胖 □消瘦

面容：□正常 □病容（类型：______）

体位：□主动体位 □被动体位 □强迫体位（类型：______）

步态：□正常 □异常（类型：______）

意识状态：□清楚 □嗜睡 □模糊 □昏睡 □浅昏迷 □深昏迷 □谵妄

跌倒风险：□无 □有（危险度：______）

语言表达：□清楚 □含糊 □语言困难 □失语

皮肤黏膜

颜色：□正常 □发红 □苍白 □发绀 □黄染 □色素沉着/脱失

温度：□正常 □潮湿 □干燥

弹性：□正常 □减退

续表

水肿：□无 □有（部位/程度：________________________________）
完整性：□完整 □皮疹 □皮下出血（部位/范围：________________________）
□压疮（________期，部位/范围：________________________）
□其他____

淋巴结：□正常 □肿大（部位/大小/数量/质地/活动度：________________）

头面部
眼睑：□正常 □水肿
结膜：□正常 □水肿 □出血
巩膜：□正常 □黄染
瞳孔：□正常 □异常（大小/形状：________） 对光反射：□正常 □迟钝 □消失
口唇：□红润 □发绀 □红肿 □苍白 □疱疹 □歪斜
口腔黏膜：□正常 □充血 □出血点 □糜烂溃疡 □疱疹 □白斑 □其他
牙齿：□完好 □缺齿 □龋齿 □义齿
视力：□正常 □异常（描述：________________________________）
听力：□正常 □异常（描述：________________________________）
嗅觉：□正常 □异常（描述：________________________________）

颈部
颈项强直：□无 □有
颈静脉：□正常 □充盈
气管：□居中 □偏移
肝颈静脉强直征：□阴性 □阳性

胸部
呼吸方式：□自主呼吸 □机械呼吸
呼吸节律：□规则 □不规则（描述：________________________）
呼吸困难：□无 □轻度 □中度 □重度 □极重度
呼吸音：□正常 □异常（描述：________________________）
啰音：□无 □有（描述：________________________________）
心率：________次/分 心律：□齐 □不齐（描述：________________）
杂音：□无 □有（描述：________________________________）

腹部
外形：□正常 □膨隆 □凹陷 □胃型 □肠型
可触及包块：□无 □有（描述：________________________）
腹肌紧张：□无 □有（描述：________________________）
压痛：□无 □有（描述：________________________________）
肝大：□无 □有（描述：________________________________）
脾大：□无 □有（描述：________________________________）
移动性浊音：□阴性 □阳性
肠鸣音：________次/分 □正常 □亢进 □减弱 □消失

直肠肛门
□未查 □正常 □异常（描述：________________________）

外生殖器
□未查 □正常 □异常（描述：________________________）

脊柱四肢
脊柱：外形：□正常 □畸形（描述：____________） 活动：□正常 □受限
四肢：外形：□正常 □畸形（描述：____________） 活动：□正常 □受限

神经系统
疼痛：□无 □有（部位：____________）
疼痛程度：□0 分无痛 □1～3 分轻微痛 □4～6 分比较痛 □9 分非常痛 □10 分剧痛
肌张力：□正常 □增强 □减弱

续表

肢体瘫痪：□无 □有（描述：________________________________）肌力：______级
病理反射：□阴性 □阳性
脑膜刺激征：□无 □有（□颈强直 □Kerning 征 □Brudzinski 征）

专科情况
吸氧：□无 □有（描述：________________________________）
气管切开/插管：□无 □有（描述：________________________________）
留置导尿：□无 □有（描述：________________________________）
引流管：□无 □有［描述：______引流液（颜色：______性质：______量：______）］
造瘘：□无 □有（描述：________________________________）
牵引：□无 □有（描述：________________________________）
其他：________________________________

实验室及其他检查

初步护理诊断

签名：__________

______年______月______日

四、实训作业

自行设计一份表格式入院评估单。

附：护理病历的排列顺序

1. 住院病历排列顺序

（1）体温单

（2）住院病人坠床/跌倒危险因素评估

（3）住院病人皮肤评估单

（4）住院病人营养风险筛查表
（5）入院评估单
（6）护理记录单
（7）病人日常生活活动能力评估记录单
（8）出入量记录单
（9）约束病人评估单
（10）约束病人知情同意书
（11）患者转科（院）交接记录单
（12）手术清点记录单
（13）手术（介入）病人交接记录单
（14）血液透析病人交接记录单
（15）护理会诊单
2. 出院病历排列顺序
（1）体温单
（2）入院评估单
（3）护理记录单
（4）病人日常生活活动能力评估记录单
（5）患者转科（院）交接记录单
（6）手术清点记录单
（7）手术（介入）病人交接记录单
（8）血液透析病人交接记录单
（9）护理会诊单